Zoran Dobrić
Ein Stück Leben

Zoran Dobrić

EIN STÜCK LEBEN

Organtransplantationen im Spannungsfeld
zwischen Ethik, Recht und Medizin

Eine Reportage

Dieses Buch widme ich dem Organspender,
den ich sein letztes Stück Leben begleiten durfte.

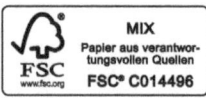

Bibliografische Information der Deutschen Nationalbibliothek
Die Deutsche Nationalbibliothek verzeichnet diese Publikation in
der Deutschen Nationalbibliografie; detaillierte bibliografische Daten
sind im Internet über http://dnb.dnb.de abrufbar.

www.residenzverlag.at

Umschlaggestaltung und grafische Gestaltung / Satz:
Joe P. Wannerer – BoutiqueBrutal.com
Umschlagbild: iStockphoto / kieferpix
Schrift: Minion
Lektorat: Arnold Klaffenböck
Gesamtherstellung: GGP Media GmbH, Pößneck

ISBN 978 3 7017 3519 8

INHALT

Das höchste Gut eines jeden Lebewesens
ist sein eigenes Leben.

VORWORT

Während der Recherche- und Dreharbeiten an meiner ORF-Dokumentation »Ein Stück Leben« durfte ich einigen wichtigen Prozessen der Organtransplantation beiwohnen. Die dabei gewonnenen Erfahrungen wollte ich in den Film verpacken und weitergeben, doch das ging nicht. Denn in einem 46 Minuten langen Film kann man sehr viel erzählen, aber nur einen Bruchteil der wahren Problematik, der Konflikte und des ethischen Glatteises, auf dem sich die Organspende in unseren Breitengraden abspielt, verantwortungsvoll präsentieren und journalistisch aufarbeiten. Nicht das enge Zeitkorsett, das mehr oder weniger den Inhalt meines Films vordefinierte, zwang mich dazu, dieses Buch zu schreiben. Eher waren es die Erfahrungen und Erkenntnisse, die ich während der Filmproduktion sammelte, die sowohl mein Bewusstsein als auch mein emotionales Leben für immer veränderten.

Als ich meinen Kolleginnen und Kollegen von den anstrengenden Dreharbeiten erzählte, dachten sie, das Überfordernde hierbei seien das Blut, der geöffnete menschliche Körper und die Leichen, denen ich dabei begegnete. Doch weder das Blut noch die aufgemachten menschlichen Körper, noch die Leichen waren für mich überfordernd.

Auch der Tod und das Sterben-Müssen waren für mich weder neu noch überfordernd. Seit 2011 arbeite ich immer wieder als ausgebildeter Sterbebegleiter ehrenamtlich mit schwer kranken und aus dem Leben scheidenden Menschen und verbringe dadurch die letzten Monate ihres Lebens mit ihnen zusammen. Es ist eine Arbeit, die ich nicht missen möchte, obwohl sie mit intensiven Emotionen verbunden ist.

Dennoch war ich während der Dreharbeiten an meinem Dokumentarfilm »Ein Stück Leben« mehrmals emotional überfordert. Es brauchte Zeit – weit über den Filmproduktionsrahmen hinaus –, um mit dem Erlebten fertigzuwerden.

Als ich nach der Feststellung des Hirntodes an einem Patienten im Wiener Allgemeinen Krankenhaus (AKH) mit dem Hirntoten und von nun an als Organspender Geltenden alleine blieb, schoss mir ein Gedanke des Dichters Fjodor Michailowitsch Dostojewski, der einmal zu Unrecht zum Tode verurteilt worden war und vor dem Erschießungskommando gestanden hatte, durch den Kopf: »Am offenen Meer, ganz alleine, auf einem kleinen Felsen, nur mit einem Fuß stehend und von allen Seiten von Wind und Wasser geschlagen, aber am Leben bleiben. Das ist so menschlich.«

Wenn ich an einem Dokumentarfilm arbeite, versuche ich immer, neben den Fakten, die ich recherchiere, auch die Emotionen, die mich während der Arbeit begleiteten, den Zuschauern zu vermitteln und ihnen zu ermöglichen, das Gefühl zu haben, sie seien während der Dreharbeit dabei gewesen. Als ich dieses Buch schreiben wollte, wurde mir klar, dass die Leserinnen und Leser unbedingt jene Menschen, die in der Publikation vorkommen, so erleben sollten, wie ich sie erlebte – mit ihren Ängsten, Zweifeln und Überzeugungen, egal ob Patientinnen und Patienten, Familienangehörige, Ärztinnen und Ärzte, Theologen, Laborantinnen und Laboranten, Datenverarbeiterinnen und -verarbeiter. Die Lektüre soll ihnen ermöglichen, die gesammelten Ergebnisse meiner Recherchen zu erfahren und selbstständig zu eigenen Erkenntnissen zu kommen. Darum habe ich für dieses Buch die Form einer Doku-Reportage gewählt.

Der Titel dieses Buches »Ein Stück Leben« steht für all jene, die schwer krank sind, eine relativ kurze Zeit zu leben haben und auf die Rettung durch die Implantation eines Fremdorgans hoffen und warten müssen; genauso aber auch für Menschen, die im Sterben liegen und nur noch ein kurzes Stück Leben vor sich haben.

Wien, 31. März 2020

WARTEN AUF EIN ORGAN

Kurz vor Mitternacht klopfe ich an die geöffnete Tür eines Interventionszimmers im 20. Stock des Wiener AKH. Auf einem Patientenbett, das offensichtlich eben erst hereingebracht worden ist, sitzt ein Mann um die 60 und blickt entspannt auf einen kleinen, schwarzen Reisekoffer auf Rädern, der eindeutig ihm gehört. Die braunen Lederschuhe und der ausgewaschene Spitalspyjama, den er trägt, verraten, dass er das Zimmer gerade betreten haben muss. »Ich heiße Ulf Scheriau und ich bin ein stolzer Kärntner«, stellt er sich vor.

Erst seine zittrige und relativ hohe Stimme zwingt mich zu glauben, er sei krank. Sein Gesicht ist leicht verschwitzt, obwohl er ganz unauffällig atmet. Das Treffen mit Ulf Scheriau hat eine Koordinatorin eines Transplantationsteams im AKH für mich vereinbart. Obwohl es so kurzfristig war, hat Herr Scheriau meinem Wunsch zugestimmt, mit ihm über seine bevorstehende Herztransplantation zu sprechen, aber auch einige weitere Interviews nach dem »hoffentlich« gelungenen Eingriff mit ihm zu führen. Wenn alles nach Plan läuft, werden dem 63-jährigen Finanzjuristen in den nächsten Stunden sein krankes und auch sein künstliches Herz, das er seit 2015 tragen muss, entnommen und das entsprechende Organ eines hirntoten Patienten implantiert.

»Ich bin eigentlich froh, dass es losgeht und dass ich diesen Schritt setzen kann. Ich bin guter Dinge, dass ich ein aktives Leben ohne Kunstherz gestalten werde können, wenn ich die OP hinter mich gebracht habe«, sagt er und lächelt erfreut.

2010 ist Ulf Scheriau als 54-jähriger »Amateursportler«, wie er sich selbst bezeichnet, viel unterwegs und hat großen Spaß am Leben. Kurz vor dem Sommer macht er auch einen großen Gesundheitscheck. »Sie weisen Werte wie ein echter Sportler auf«, lobt ihn der zuständige Arzt. Einige Monate später, am 31. Juli 2010, ist er mit seiner Ehefrau und noch einem befreundeten Ehepaar in der Oberkärntner Schobergruppe wandernd unterwegs, um einen neuen Dreitausender zu bezwingen:

»Ich bin einen Südhang bei größter Hitze wirklich hinaufgelaufen, und in der Zwischenebene habe ich mir gedacht, das wäre eigentlich nicht gerade sympathisch, wenn man jetzt bis zur Hütte durchläuft. Dann habe ich mich dort niedergesetzt und auf die anderen gewartet. Aus meiner rückblickenden Sicht habe ich das dann so gemacht, dass ich eiskaltes Wasser aus dem Berg getrunken und mir auch das Leiberl ausgezogen habe, um meinen Oberkörper mit eiskaltem Wasser abzuwaschen. Wäre ich damals weitermarschiert, wäre vielleicht gar nichts passiert, doch ich bin dort stehen geblieben. Kurz darauf habe ich angefangen, leicht zu frösteln. Da dürften die Arterien ruckartig zusammengegangen sein. Ich vergleiche das immer damit, wenn man im Frühjahr mit dem Fahrrad drei Mal um den Wörthersee fährt, ganz erhitzt ist und dann in das kalte Wasser springt. Ich habe das Wasser halt getrunken und den Oberkörper gewaschen und war nicht mehr im Bewegungsmodus.«

Haben Sie das Ihrer Frau und den Bekannten erzählt?

»Nein. Wir haben dort noch ein paar Fotos geschossen und die Bekannten haben gesagt: ›Ulf, geh du vor, du bist eh wieder der Schnellste von uns.‹ Das habe ich dann aber nicht mehr geschafft, und da dürften die Arterien schon ruckartig zusammengegangen sein, denn ich bin immer schwächer geworden. Meine Frau hat mir noch angeboten, dass sie meinen schwereren Rucksack für mich trägt. Zum Schluss hat sie versucht, beide Rucksäcke zu tragen, und hat mich gefragt, ob es bei mir überhaupt noch gehe, ob wir den Hubschrauber anrufen, den Notruf absetzen sollten. Dann sind wir endlich draufgekommen, als ich sie gebeten hatte, dass sie den Rettungshubschrauber anfordert, dass da oben am Berg die Handys nicht funktionieren. Dabei haben mich die Beine nicht mehr getragen. Ich musste mich dann dort niederlegen. Meine Frau musste, nachdem wir die letzten Wanderer waren und niemand mehr vorbeigekommen war, eine Dreiviertelstunde alleine zur Hütte laufen.«

Wie ist es Ihnen währenddessen ergangen,
sind Sie bei Bewusstsein geblieben?

»Ich habe einen Schüttelfrost nach dem anderen bekommen und mir gedacht, ich muss nur bei Bewusstsein bleiben, und dann sind endlich die Bergführer gekommen. Das ist die Problematik bei einem massiven Herzinfarkt – die Bergungskette. Wenn mir das im Büro passiert, dann bin ich spätestens in 20 Minuten im OP und man kann an und für sich den Verschluss meiner Aorta relativ schnell sanieren. Bei mir hat letztendlich die OP mehr als sechs Stunden auf sich warten lassen. Der Hubschrauber ist spät gekommen, ich musste zwei Stunden auf ihn warten, dann war das schon ein Nachtflug, der nur mehr nach Schwarzach-St. Veit durchgeführt wurde. Anschließend musste ich mit dem Rettungsauto in das Klinikum Salzburg gebracht werden. Ich bin dann erst um halb eins nach Mitternacht notoperiert worden.«

Nach der Notoperation am offenen Herzen, einem dreitägigen künstlichen Koma und vielen Komplikationen danach überlebt Ulf Scheriau den starken Herzinfarkt und dessen schwere Folgen. Doch 2015 wird sein Herz so geschwächt, dass er kaum noch gehen kann. Es vergehen viele Monate, bis er im Wiener AKH die richtige, aber niederschmetternde Diagnose erhält: »Ihr Herz ist nicht mehr überlebensfähig. Eigentlich müssten wir es sofort transplantieren«, teilen ihm die Wiener Kardiologen mit. Doch es ist weder ein Spenderherz da, noch steht Ulf Scheriau auf einer Transplantationsliste. Dabei leidet seine Lunge unter einem großen Innendruck, der ein transplantiertes Herz bald abstoßen würde. Die einzige Chance, die enorme Herzschwäche zu überleben, sei für Ulf Scheriau die Implantation eines Kunstherzens, lautet die ärztliche Prognose. Es ist eine elektrische Pumpe, die direkt am Herzen und an der Aorta des Patienten befestigt, durch Kabel mit Batterien außerhalb des Körpers verbunden und betrieben wird. Ulf Scheriau stimmt dem komplexen chirurgischen Eingriff zu.

»Ich bin zutiefst dankbar, dass die Medizintechnik sich so weit entwickelt hat. Sie hat mir im Oktober 2015 mit diesem Kunstherz das Überleben ermöglicht. Ich hätte sicherlich nicht mehr auf ein Spenderherz warten können. Ich habe damals zu meiner Frau gesagt: ›Das Leben hat keine Qualität mehr, und wenn es so weitergeht, erlebe ich das Ende des Jahres nicht mehr.‹«

Fast dreieinhalb Jahre lang lebt Ulf Scheriau mit seinem künstlichen Herzen, ohne Sport und Schwimmen, ohne größere Anstrengung, als er sich Anfang 2019 auf die Warteliste für Transplantationen setzen lässt. In dieser Nacht, nur vier Wochen später, ist es so weit:

»Wir haben heute den ganzen Tag das Wetter genutzt, um im Garten zu arbeiten, und ich war schon in der Stimmung, schlafen zu gehen. Plötzlich hat das Telefon um 20 Uhr 44 geläutet. Das Telefon ist etwas weiter weg gewesen und ich konnte es nicht erreichen. Plötzlich hat es aufgehört zu läuten. Zwei Minuten später hat es bei meiner Frau geläutet. Als ich mitbekam, dass der Anruf von Wien kommt, da war für mich klar, dass es der Beginn einer längeren Abwesenheit sein wird. Am Telefon war eine Koordinatorin des Transplantationsteams aus dem Wiener AKH. Sie bat meine Frau, mir ihr Handy zu übergeben, und fragte mich anschließend, wie es mir geht, wie ich mich fühle, was ich am Abend gegessen habe. Nachdem ich ihr gesagt habe, dass ich mich gut fühle, hat sie gesagt, in zehn Minuten sei das Rettungsauto da und ich würde vom Flughafen Klagenfurt nach Schwechat gebracht und dann mit dem Rettungsauto ins Wiener AKH. Jetzt sitze ich hier und warte auf die Operation«, erzählt Ulf Scheriau und verabschiedet sich von uns.

Jetzt muss er sich noch Blut abnehmen und ein Lungenröntgen machen lassen, anschließend wird Ulf Scheriau für den Operationssaal vorbereitet. Doch bevor die Herztransplantation tatsächlich beginnt und sein bereits zweimal operiertes und geschwächtes Herz durch ein »Spenderherz« ersetzt wird, muss er sich auf ein mehrstündiges Warten einstellen. Denn zuerst muss das von ihm gewünschte »neue« Herz einem hirntoten Patienten entnommen werden.

2019 wurden in Österreich 64 Herzen und weitere 544 vitale Körperorgane (Niere, Leber, Lunge und Bauchspeicheldrüse) von sogenannten Hirntoten und nach einem Kreislaufstillstand verstorbenen, schwer kranken Patienten implantiert. Im selben Jahr warteten insgesamt 837 Menschen auf ein fremdes Organ. Etwa acht bis zehn Prozent der auf ein Herz wartenden Patienten überleben die Zeit des Wartens auf das lebensrettende Spenderherz nicht.

ORGANENTNAHME

Wie ist es überhaupt möglich, dass Ärzteteams vom Hirntod eines Patienten so schnell erfahren und daraufhin eine so aufwändige, vier bis fünf Stunden dauernde Operation in derart kurzer Zeit vorbereiten? Vor allem: Wie und wo finden die Ärzte die richtigen Patienten, die die entnommenen Organe erhalten? Für einen Laien wie mich ein nahezu unmögliches Unterfangen. Den Transplantationsteams steht aber dafür ein riesengroßes Sammelsurium an medizinischen, organisatorischen und Transportunternehmen zur Verfügung. Tausende von Menschen europaweit werden in kürzester Zeit mobilisiert und sind in der Lage, gemeinsam auf ein einziges Ziel, die Transplantation eines Organs, hinzuarbeiten.

Leiter der Transplantationsabteilung:
»Das ist immer ein Event, den wir nicht vorplanen können. Wir kriegen plötzlich ein Herz-Angebot. Da werden wir von Eurotransplant (gemeinsame Koordinationszentrale für acht EU-Länder, Anm.) kontaktiert. Unser Koordinator nimmt die Daten auf, kontaktiert dann mich, egal wo ich bin oder welche Uhrzeit es ist. Und ich muss anhand der Daten, die ich bekomme, über das Spenderorgan entscheiden: »Ja, es ist von der Qualität sehr gut, oder wir brauchen noch weitere Befunde.« Wenn ja, dann gebe ich grünes Licht, dass die Koordinatoren die Transplantation organisieren. Die müssen einen Operationssaal organisieren, ein Intensivbett, ein Team von Anästhesisten, ein Chirurgenteam, das die Transplantation und die Organentnahme auch durchführt. Mitunter müssen sich Rettung, Hubschrauber, Flugzeug, Spenderspital mit dem Organentnahmezentrum akkordieren, damit alle Teams ihre Aufgaben nach Zeitplan erledigen und diese Operation dort, die

Organentnahme, sehr rasch über die Bühne geht. Dann muss alles zeitlich perfekt koordiniert sein, damit das Organ nicht so lange außerhalb des Körpers ist. Das klingt nach sehr viel und ist auch ein unglaublicher Aufwand an Organisation, aber unsere Koordinatoren sind sehr gut geschult und können so eine Transplantation innerhalb von eineinhalb Stunden komplett organisieren.«

Noch sieht der Operationssaal fast verlassen aus. In der Mitte steht der OP-Tisch, auf dem ein bewusstloser und an die Beatmungsmaschine angeschlossener Mann liegt. Die Anästhesistin blickt abwechselnd auf den Patienten und auf einen Bildschirm. Dabei kontrolliert sie, ob ihre Anästhesiedosierung für den Patienten und die bevorstehende Operation ausreichend ist. Dann werden der Kopf und die jeweils nach links und rechts ausgestreckten Arme des Patienten mit einem grünen Tuch abgedeckt. Zwei OP-Krankenschwestern desinfizieren, rasieren und desinfizieren seinen Brustkorb wieder und auch den Bauch. Vor knapp fünf Stunden wurde bei diesem Patienten der Hirntod diagnostiziert. In einem sechsstündigen Verfahren untersuchten ihn zwei Neurologen unabhängig voneinander und stellten fest, dass die Gesamtfunktionen seines Hirnstamms, Klein- und Großhirns unwiederbringlich erloschen waren. Weil der Hirnstamm für die Steuerung der essenziellen Lebensfunktionen des Menschen, u. a. die Atmung, zuständig ist, bedeutet sein irreversibler Ausfall den sehr baldigen Tod für den Betroffenen. Aufgrund des Sauerstoffmangels erstickt der Mensch, sein Herz kommt zum Stillstand und schon relativ rasch sind die Todeszeichen wie Leichenstarre, Totenflecken und Fäulnis an seinem Körper zu erkennen.

Mit dem äußeren Absterben des menschlichen Körpers läuft parallel auch ein baldiges und sukzessives Absterben seiner inneren Organe. Genau das müssen die Transplanteure verhindern, möchten sie die inneren Organe eines Hirntoten bei anderen Personen implantieren. Der hirntote Patient kann nicht selbstständig atmen, darum muss er durch eine Beatmungsmaschine mit Sauerstoff versorgt und sein Kreislauf künstlich aufrechterhalten werden. Obwohl sich der als hirntot diagnostizierte Mensch in einem unwiderruflichen Sterbeprozess befindet, bleiben bei ihm noch mindestens 30 weitere wichtige Lebensfunktionen erhalten, solange er künstlich beatmet wird.

Eine hirntote Schwangere etwa kann trotzdem ihre Schwangerschaft vollenden und durch einen Kaiserschnitt ein lebendes Baby auf die Welt bringen.

Leiter der Transplantationsabteilung:
»Der Kreislauf des hirntoten Organspenders wird künstlich durch intensivmedizinische Maßnahmen erhalten. Das hält aber auch nicht ewig, nur eine gewisse Zeit. Das ist die beste Möglichkeit, dass die Organe nachher für eine Transplantation geeignet wären, da sie warm und mit sauerstoffreichem Blut versorgt werden. Dann kommt der chirurgische Akt, dass wir hier das Ganze abkühlen und die einzelnen Organsysteme mit speziellen Flüssigkeiten durchströmen lassen, damit sie außerhalb des Körpers weiter am Leben gehalten werden, damit sie nachher für die Transplantation geeignet sind. Das Setzen der Klemme an der Hauptschlagader ist ein entscheidender Schritt, nach dem das Herz sofort abgekühlt wird. Dann muss man warten, bis auch die anderen Organe mit genug Flüssigkeit durchspült worden sind, kühl genug geworden sind – das ist von Organ zu Organ verschieden. Beim Herzen sind es ungefähr zwei Liter Flüssigkeit, die wir durchfließen lassen. Bei der Lunge sind es fünf bis sechs Liter Flüssigkeit, weil das ein größeres Organ ist. Dann folgt einfach der Akt der chirurgischen Entfernung der Organe. Bei einer normalen Organspende ist es so, dass das Herz ja schlägt. Das Herz schlägt beim Organspender, weil er über einen Beatmungsschlauch mit Sauerstoff versorgt wird. Und solange das Herz Sauerstoff hat, schlägt es. Das Herz ist ein Muskel und braucht deshalb sehr viel Sauerstoff, damit es ordentlich arbeiten kann. Wir können es aber durch Abkühlen und durch diesen künstlichen Tiefschlaf, in den wir es versetzen können, zum Stillstand bringen und längere Zeit außerhalb des Körpers am Leben erhalten, auch ohne dass es schlägt. D.h., es wird zum Stillstand gebracht, dann wird es chirurgisch entfernt, in eine spezielle Box gegeben, die steril ist, auf Eis gelegt und so rasch wie möglich ins Spital gebracht, wo der Organempfänger wartet.«

Mittlerweile ist der OP-Saal mit dem hirntoten Patienten randvoll mit Menschen gefüllt. Jetzt verstehe ich, warum Organtransplantationen hauptsächlich an Wochenenden stattfinden. Auf so viel OP-Personal und mehrere OP-Räume, die man anschließend auch für die Implantation aller Organe, die dem Spender entnommen werden, braucht, könnte kein Spital der Welt unter der Woche und tagsüber verzichten: einige Bauchchirurginnen und -chirurgen, ein Herzchirurg, Anästhesistinnen und Anästhesisten, OP-Schwestern und -Gehilfen, Transplantationskoordinatorinnen, Medizinstudentinnen und -studenten. Nur für die Organentnahme sind es insgesamt 17 Menschen mit grünen Hosen, Kitteln, Hauben und Mundschutz, die sich um den OP-Tisch bewegen oder stehen und auf die Befehle des Hauptchirurgen warten. Um zwei Uhr setzt dieser das Skalpell an den oberen Rand des Brustkorbs, knapp unter dem Hals des Organspenders, und zieht es langsam hin in Richtung Schambein. Gefühlte 15 Minuten später sind der Brustkorb und der Bauch des Patienten geöffnet. Fast eineinhalb Stunden lang »präparieren« ein Bauchchirurg und seine Kollegin die Organe des hirntoten Patienten, die entnommen werden. Sowohl die Organe als auch für die Transplantation wichtige Blut- und andere Gefäße werden vom Fettgewebe des Patienten befreit und für die Operateure freigelegt. Durch diese langwierige Arbeit verschafft sich der Chirurg klare Sicht zu jedem Organteil, um den Schnitt richtig zu setzen und damit die besten Voraussetzungen für eine gelungene spätere Implantation, aber auch für ein langes Leben und die gute Funktionalität des Organs im Körper des Organempfängers zu schaffen.

Unweit des OP-Tisches sind einige Infusionsständer, auf denen drei bis fünf Liter fassende, mit farbloser Flüssigkeit gefüllte Plastikbehälter hängen. Es ist eine auf bis zu vier Grad Celsius gekühlte Flüssigkeit, die durch die inneren Organe, aber auch in die Bauch- und Brusthöhle des hirntoten Patienten fließt, um die inneren Organe abzukühlen. Als der Herzchirurg seinen Platz direkt an dem geöffneten Brustkorb des Patienten einnimmt, verändert sich plötzlich die Stimmung im OP-Saal. Obwohl alle versuchen, etwas näher zum OP-Tisch zu gelangen, herrscht absolute Stille im Raum. Der Augenblick, in dem das Herz des Patienten entnommen wird, rückt näher. Der Herzchirurg setzt eine Klemme auf die Hauptschlagader. Ich richte meine Kamera auf den EKG-Monitor. Der Blutdruck und die Zahl der Herzschläge des Hirntoten werden niedriger, die EKG-Linie wird unruhiger. Die künstliche Beatmung und sämtliche Medikamentenzufuhr werden eingestellt. Ins Herz wird eine kaliumreiche, kalte Flüssigkeit geleitet, die bald zum Herzstillstand führt. Genauso werden auch die übrigen zur Entnahme vorgesehenen Organe mittels einer anderen, bis zu vier Grad Celsius kalten Flüssigkeit durchgespült und weiter abgekühlt. Die Zusammensetzung der kühlenden Flüssigkeit ist unterschiedlich, weil jedes Organ eine ganz eigene Kombination von ernährenden Stoffen braucht, um so lange wie möglich gut erhalten und am Leben bleiben zu können. Einerseits wird dadurch die Zeitspanne zwischen der Organentnahme und der Implantation länger, wodurch sich der Spielraum beim Organtransport vergrößert; andererseits wird das Leben des Organempfängers durch ein gut erhaltenes Organ nach der Transplantation qualitätsvoller und länger. Die Herzlinie auf dem EKG-Monitor ist bereits zackenlos – gerade.

Nachdem das Herz genug abgekühlt wurde, schneidet es der Herzchirurg heraus, packt es mit beiden Händen zusammen, presst es auf seinen eigenen Bauch und eilt in die andere Ecke des OP-Saals. Er setzt das Herz in eine kleine Metallschüssel mit etwas Flüssigkeit, begutachtet es eine Zeit lang und legt es anschließend in ein Plastiksackerl ab. Während er mit beiden Händen den oberen Rand des Sackerls hält, füllt seine Assistentin eine farblose Flüssigkeit gute fünf Zentimeter über den oberen Rand des Herzens nach. Mit einem dünnen Band verschließt der Herzchirurg den Beutel und steckt ihn in ein weiteres leeres Plastiksackerl, diesmal in ein größeres. Auch dieses Sackerl wird mit einer kalten Flüssigkeit befüllt und verschlossen. Dann kommt die gesamte Verpackung in ein weiteres Plastiksackerl hinein und kalte Flüssigkeit obendrauf. Auch jenes wird mit einem Band sorgsam verschlossen und in eine Kühlbox, die zu zwei Dritteln mit Eis gefüllt ist, gelegt und zugedeckt.

Währenddessen schneiden die Bauchchirurgen zuerst die Leber und anschließend weitere Organe aus dem Leichnam des Organspenders. Auch sie werden in je einer Schüssel abgelegt und vorerst mit einem Stück nasser Gaze zugedeckt. Einige kleine Teile der Milz werden in Plastikbehälter mit einer farblosen Flüssigkeit gefüllt und verpackt. Später erfolgt im Labor deren Untersuchung, um ihre Werte zu protokollieren und den anderen medizinischen Daten des Organspenders beizufügen. Die Medizin bezeichnet diesen Vorgang als Gewebetypisierung. Nicht alle Menschen können ein jedes Organ empfangen, ohne es abzustoßen. Besonders wichtig ist die Gewebetypisierung bei der Nierentransplantation.

Während zwei Bauchchirurgen die entnommene Leber begutachten und sie vom Fettgewebe befreien, nähen zwei weitere Mediziner den geöffneten Bauch und den Brustkorb des Organspenderleichnams zu. Dann reinigt man die Haut von Blut- und weiteren Spuren. Anschließend wird der Leichnam in die Tücher, die unter ihm lagen – Schicht für Schicht, wie eine Zwiebel –, gehüllt und zugeknotet. Als die Arbeit vollbracht ist, liegt vor mir ein großes Bündel, dem nicht anzusehen ist, dass es einen Leichnam verbirgt.

ORGANTRANSPORT

Schnellen Schrittes schieben der Herzchirurg und seine Assistentin, die auch die Rolle der Transplantationskoordinatorin innehat, ein Spitalswagerl mit einer großen Kühlbox durch die Spitalsgänge vor sich her. Als sie an den Portiers vorbeilaufen, geht das automatische Tor auf. Der Rettungswagenfahrer, der bereits auf sie wartet, hilft ihnen, mit der Kühlbox in das Fahrzeug einzusteigen. Die Transplantationskoordinatorin hält die Kühlbox auf ihrem Schoß. Schließlich liegt in dem Behälter das gerade herausoperierte Herz, das einem anderen Patienten implantiert werden und ihm das Leben retten soll. Seitdem die Herzhauptader des Organspenders durchtrennt und sein Herz aus der Brust entnommen wurde, sind bereits 30 Minuten vergangen. Spätestens in dreieinhalb Stunden muss dieses Herz in der Brust des Herzempfängers zu schlagen beginnen, sonst wäre das Organgewebe zu sehr beschädigt und nicht mehr brauchbar.

Noch ein Grund mehr, warum Transplantationen hauptsächlich nachts und an Wochenenden stattfinden – der Rettungswagen kann ungestört durch die leeren Stadtstraßen in Richtung Flughafen gleiten.

Im Rettungswagen ist es still. Nur das Blaulicht flackert über unsere Gesichter. Es ist schon nach Mitternacht. Bei der Sondereinfahrt am Flughafen bleibt der Rettungswagen stehen. Eine Frau in Uniform begrüßt uns und verlangt vom Fahrer eine Einfahrtsgenehmigung, die er bereits in der Hand hält und ihr durch das offene Fenster zur Kontrolle übergibt. Doch sie scheint unzufrieden zu sein, geht zurück zum Wachposten und ruft jemanden an. Der Krankenwagenfahrer wird nervös und ruft ihr zu. Doch sie reagiert nicht. Zwei Minuten später telefoniert die uniformierte Frau noch immer. Der Rettungswagenfahrer gibt Gas und fährt ohne das Stück Papier, welches er der Wachebeamtin gegeben hatte, in Richtung Flugpiste. Dort wartet ein Jet auf uns, derselbe, der uns vom Flughafen Wien-Schwechat hierhergeflogen hatte. Die Ärztin und der Copilot stecken die Kühlbox mit dem Spenderherz in den Gepäckraum im Heck des Fliegers, fixieren sie sorgfältig und steigen in die Maschine. Kurze Kontrolle, ein Gespräch mit dem Kontrollturm des Flughafens, und schon rollt der Jet zum Start. Ein paar Minuten später sind wir bereits in der Luft. Um ein Fernsehinterview zu führen, ist es eigentlich zu laut. Doch ich möchte zumindest versuchen, den jungen und besonders freundlichen Herzchirurgen zu fragen, warum es so wichtig ist, dass derselbe Chirurg, der ein Organ einem Organspender entnimmt, das Organ dem Organempfänger auch einpflanzt.

Der Herzchirurg:
>Wir stehen bei dieser Operation immer unter Zeitdruck. Darum ist es notwendig, das Ganze so gut wie nur möglich nach Plan zu machen. Es ist natürlich eine Qualitätssicherung, dass die Organentnahme und auch die Transplantation vom selben Herzchirurgen gemacht wird, um wirklich für höchste Qualität sorgen zu können. Wir führen im AKH Wien zwischen 45 und 50 Herztransplantationen im Jahr durch. Dementsprechend ist es wichtig, das auf Personen zu bündeln, die das sehr häufig machen. Das Organ wird im Spenderkrankenhaus entnommen und dann noch einmal ganz genau begutachtet, ob mit dem Organ wirklich alles in Ordnung ist. Dann wird das Herz verpackt. Für jedes Spenderorgan, das wir transportieren, gibt es eine eigene Perfusionslösung, weil jedes Organ verschiedene Gewebeeigenschaften und Lebensdauer außerhalb des Körpers haben. Genauso wird auch das Herz in einer Perfusionslösung auf etwa vier Grad gekühlt und auf Eis liegend transportiert. Das ist die altbewährte Methode.«

Gibt es keine andere Möglichkeit, das Herz zu transportieren und seine Lebensdauer außerhalb des Körpers zu verlängern?
>Die Forschung geht immer mehr in Richtung eines Transportgeräts, wo das Herz dann wirklich auch während des Transports schlägt. Gleichzeitig werden verschiedene Transportsysteme untersucht. Es geht um die Frage, ob es möglich wäre, dass man die Zeit, in der das Organ nicht durchblutet ist, verlängern kann, indem man

eine bessere Kühlung erreicht und eine bessere Kontrolle während des Transports schafft. Und ob die Kühlung wirklich das ganze Organ gleichmäßig erreicht und so weiter.«

Wann wird der Organempfänger in Wien für die Implantation vorbereitet?
»Sobald das Herz eingekühlt und verpackt ist, wird der Oberarzt im AKH Wien angerufen. Mit diesem Anruf beginnt ja bereits die Operation am Empfänger im Empfängerkrankenhaus. D. h., beim Transport darf einfach nichts schiefgehen. Es gibt dann kein Zurück mehr. Dementsprechend ist es extrem wichtig, dass die Qualität stimmt und dass es ein Team durchführt, das regelmäßig und häufig denselben Job macht.«

Was aber, wenn das Wetter den Organtransport plötzlich unmöglich macht?
»Ja, wir arbeiten tatsächlich bei jedem Wetter. Natürlich müssen die Transportmittel immer an die Wettersituationen angepasst sein – ob wir jetzt mit einem Rettungswagen, Helikopter oder mit einem Flugzeug unterwegs sind. Grundsätzlich hängt aber die Auswahl des Transportmittels v. a. von der Entfernung des Organspenderorts vom AKH Wien ab. Alles, was leicht erreichbar ist oder innerhalb Wiens, kann auch mit dem Rettungswagen angefahren werden. Alles, was bis zu einer Stunde Flugzeit von Wien entfernt ist, kann auch mit dem Helikopter noch bewältigt werden. Alles, was weiter entfernt ist, vor allem in anderen europäischen Ländern, wird grundsätzlich mit einem Jet angeflogen. Es ist doch eine Menge Arbeit und Stress. Die Transplantationen finden meistens in der Nacht statt, oft auch am Wochenende. Es ist eine starke körperliche, aber natürlich auch psychische Belastung. Doch der Job sind nicht nur die Organentnahme und die Transplantation, sondern auch die Nachsorge. Von den Patientinnen und Patienten bekommt man aber derart viel zurück, dass man irgendwie wieder Kraft tanken kann. Dadurch, dass wir oft auch ins Ausland fliegen, stehen wir immer wieder vor der Herausforderung, mit fremden Kolleginnen und Kollegen zu arbeiten, aber es ist zumeist sehr kollegial. Alle sind ja zusammengekommen, um Patientinnen und

Patienten zu helfen. Wenn wir ins Ausland müssen, um ein Herz zu holen, finden wir nicht nur die sprachliche Barriere, die oftmals vorherrscht, vor. Also, zwischen den Kolleginnen und Kollegen ist natürlich Englisch die Sprache, aber es ist ja dann auch das Pflegepersonal, das oftmals weder Deutsch noch Englisch spricht. Da sind wir ausschließlich auf Hilfe der vor Ort wirkenden Explantationschirurgen angewiesen.

Die meisten Organentnahmen für Herztransplantationen finden bei Spenderinnen und Spendern aus Österreich statt und dann fliegen wir aber häufig nach Deutschland, nach Ungarn, Slowenien oder aber auch nach Holland, Kroatien. All das ist möglich.«

Wie schaffen Sie es bei so großen Entfernungen, das Herz noch dem Organempfänger rechtzeitig zu implantieren?

Für eine Herzentnahme sind wir eben limitiert. Die Ischämie-Zeit – das ist die Zeit, die ein Organ, in diesem Fall das Herz, ohne durchblutet zu sein, gut erhalten und intakt bleiben kann – diktiert uns, wie schnell wir nach der Organentnahme dasselbe Organ bei dem Empfänger implantieren müssen. Die Zeitspanne von dem Moment an, wo wir das Herz dem Organspender herausgeschnitten haben, bis zu dem Augenblick, wo dasselbe Herz in der Brust des Herzempfängers zu schlagen beginnt, müssen wir unter vier Stunden halten. Das Weiteste, von wo aus wir ein Spenderherz nach Wien holen könnten, wäre beispielsweise Holland. Nach Deutschland fliegen wir häufiger. Es ist extrem wichtig, dass alles perfekt koordiniert ist und dass natürlich ständig auch während des Transports Telefonate geführt werden, um abzustimmen, ob sich das zeitlich alles gut ausgehen wird. Wenn wir mit dem Rettungswagen im AKH ankommen, wird mit den Kollegen im Operationssaal telefoniert und gesagt, wir seien hier, das Organ sei da. Der Transport habe gut funktioniert. Von dem Augenblick an kann auch wirklich das alte Organ herausgeschnitten werden, weil ja der Transport erfolgreich war. Es dauert dann nur noch wenige Minuten, bis die Implantation stattfinden kann.

Etwa eine Stunde lang hat der Flug gedauert, ehe wir am Flughafen Schwechat landen. Sobald der Jet zum Stillstand kommt, nähern sich uns die Lichter eines Rettungswagens. Es ist derselbe Wagen, sogar derselbe Fahrer, der uns vor einigen Stunden vom AKH Wien zum Flughafen Schwechat gefahren hatte. Es wird kaum gesprochen. Einerseits herrscht unmissverständliche Routine, andererseits hängt eine Menge Anspannung in der Luft. Alle sitzen bereits im Krankenwagen. Die Kühlbox mit ihrem wertvollen Inhalt hat wieder zurück in den Schoß der jungen Ärztin gefunden. Blaulicht kreist um uns und der Fahrer gibt Gas. Es sind noch maximal zweieinhalb Stunden für den Transport ins Spital, die Entnahme des kranken Herzens des zu transplantierenden Patienten und für die Implantation des neuen, lebensrettenden Herzens übrig geblieben. Ein kurzes Telefonat mit dem Herzchirurgen im OP-Saal: »Wir sind da«, teilt der Herzchirurg seinen Kollegen im OP-Saal mit, als wir den Parkplatz für Rettungswagen vor dem Eingang der Notaufnahmestation erreichen. Dann laufen der Arzt und seine Kollegin mit ihrer Kühlbox hinaus, stellen sie auf ein Wagerl und schieben es, fast laufend, weiter durch die Spitalsgänge. Vor dem Eingang zum Operationssaalbereich trennen sich die Ärztin und der Herzchirurg. Während sie die Kühlbox zum OP-Saal trägt, eilt der Herzchirurg in den Umkleideraum, um sich für die bevorstehende Herzimplantation umzuziehen und vorzubereiten. Zuvor frage ich noch:

Was haben Ihre Kollegen bis jetzt im OP-Saal gemacht und was müssen Sie jetzt noch tun?

Der Herzchirurg:

> »Das Organ ist nun erfolgreich im Operationssaal hier im AKH Wien angekommen und die Implantation, also der Einbau dieses Organs, findet jetzt statt. Zeitgleich, als wir hier angekommen sind, ist das alte, kaputte Herz dem Empfänger herausgeschnitten worden, und das neue Spenderherz wird jetzt an den herznahen großen Gefäßen reingenäht. Das dauert etwa 50 Minuten, und dann ist der große Moment da, wo eben die Aortaklemme, mit der die Hauptschlagader des Patienten, dem wir das eigene Herz herausgeschnitten haben, zugeklemmt war, damit er nicht verblutet, wieder aufgeht. Das Blut kommt wieder ins Herz und das Herz beginnt zu schlagen. Das ist eigentlich für uns ein ganz wichtiger Moment, wo man abschätzen kann oder den ersten Eindruck bekommt, ob

mit dem Herzen alles funktioniert, ob das alles gutgehen wird. Dann ist noch eine lange Phase im Operationssaal, wo viele chirurgische Dinge notwendig sind, dann wieder das Weggehen von der Herz-Lungen-Maschine und dergleichen.«

Heißt das, dass die Herzimplantation in nur einer Stunde erledigt ist? »Natürlich nicht. Die Operation ist mit dem Hineinnähen allein nicht getan, sondern dauert noch mehrere Stunden länger an. Es gibt noch viele kritische Momente während der Operation und selbst dann, wenn die Operation erfolgreich verlaufen ist. Auch der Transport auf die Intensivstation oder die ersten Stunden auf der Intensivstation – all das sind noch sehr kritische Phasen.«

IMPLANTATION

Als die Kühlbox mit dem Spenderherz in den OP-Saal gebracht wird, ist Ulf Scheriaus Brustkorb bereits geöffnet. Sein eigenes Herz samt dem künstlichen, das er seit fast vier Jahren tragen musste, liegt herausgeschnitten auf einem Tisch. Die Funktion dieser beiden Herzen hat in der Zwischenzeit eine Herz-Lungen-Maschine übernommen, sonst wäre Ulf Scheriau schon längst tot. Ich zähle elf Menschen mit grünen OP-Kitteln, Hauben und Atemschutz. Während ein weiterer Herzchirurg und dessen Assistent Ulf Scheriau für die Implantation vorbereiten, trifft auch jener Herzchirurg, der das Spenderherz herausoperiert und mitgebracht hat, ein. Eine OP-Assistentin hilft ihm, den Überkittel und die Handschuhe anzuziehen. Eine OP-Krankenschwester nimmt das Herz aus der Kühlbox heraus und legt es auf den Tisch neben das kaputte Herz von Herrn Scheriau hin. Dann holt sie noch eine Handvoll Eis und gibt es auf das Spenderherz obendrauf. Anschließend setzt sie das neue Herz auf den oberen Teil des geöffneten Brustkorbs des Organempfängers. Mit Unterstützung eines Assistenten schneidet der Chirurg das Fettgewebe von dem Spenderherz einige Minuten lang weg. Dann stopft er ein wenig Eis in das Herz hinein und legt noch eine Handvoll davon auf das Organ, um es weiter kühl zu halten. Daraufhin hebt er es ab und gibt es dem Herzchirurgen, der inzwischen für die OP bereit ist, in die Hände. Er begutachtet es kurz. Schließlich nähen die beiden Chirurgen etwa eine halbe Minute lang das Herz an die Blutgefäße Ulf Scheriaus an und legen es in seinem Brustkorb hin. Noch eine Weile wird genäht, ehe die Klemme von Ulf Scheriaus Aorta weggenommen werden darf. Das Herz füllt sich mit Blut. Nicht gleich, aber nach einer gewissen Zeit schlägt das Herz wieder – dieses Mal in der Brust von Ulf Scheriau.

Wann aber wird grundsätzlich entschieden, dass ein Patient ein Spenderherz erhält, und kann es jeder Patient bekommen? Ich richte diese Frage an den Leiter der Transplantationsabteilung:

»Prinzipiell ist es so, dass Daten von Patienten, die ein Spenderherz brauchen, von kardiologischen oder intensivmedizinischen Abteilungen uns zugetragen werden. Es gibt eine große Sammlung von Untersuchungen, die wir vorher durchführen müssen, um feststellen zu können, ob ein Patient für eine Transplantation geeignet ist oder ob es Gegenanzeigen gibt. Z. B., ob der Patient aktuell einen Tumor hat. So einen Patienten kann man nicht direkt transplantieren, zumindest nicht herztransplantieren. Es gibt aber auch andere Problembereiche, wie eine fortgeschrittene Nieren- oder Lungenschädigung, andere Organsysteme, die stark geschädigt sind, wo wir dann sagen, okay, die Transplantation ist auf der einen Seite mit so viel Gefahr verbunden und auf der anderen Seite ist der wahrscheinliche Gewinn für den Patienten an Lebensqualität nicht so sehr gegeben. Das müssen wir hier ganz genau abschätzen können. Denn eines ist klar: Es gibt immer mehr wartende Patienten und eine sehr beschränkte Anzahl von Organen. Wir müssen die auswählen, die am besten für eine Transplantation geeignet sind. Wenn wir das Gefühl haben, dass der Patient die Regeln, die man nach einer Transplantation als Patient respektieren und einhalten muss, absolut nicht bereit ist einzuhalten, dann ist auch die Transplantation nicht sinnvoll. Hier geht es darum, dass Transplantierte u. a. lebenslang Medikamente nehmen müssen, und wenn sie das nicht tun, wird das transplantierte Organ abgestoßen, und der Patient ist dann tot.«

NACH DER IMPLANTATION

Nur zehn Tage nach seiner Herztransplantation treffen wir Ulf Scheriau wieder. Er spaziert schon mit einem Rollator die Gänge des AKH Wien entlang. Sein Gesicht ist blass und verschwitzt, die Schritte und sein Atem kurz, dennoch steht ihm die Freude ins Gesicht geschrieben. Das lästige Kunstherz, dessen Batterien und Kabel sind weg und sein neues Herz schlägt.

Knapp sieben Stunden hat die Herztransplantation gedauert. Einer der Gründe für diesen langen Eingriff ist auch sein Kunstherz gewesen, das er fast vier Jahre lang tragen musste. »Auch das mussten die Herzchirurgen lösen, bevor das Spenderherz transplantiert werden konnte«, erzählt Ulf Scheriau:

»Als ich drei Tage nach der Transplantation auf der Intensivstation wach geworden bin, war das ein überwältigendes Erlebnis. Dann meine Frau zu sehen und diese Nähe zu spüren: Das war etwas ganz Berührendes und etwas wirklich Schönes und Unterstützendes – genau das, was man sich in solchen Situationen wünscht. Wir haben so ein intaktes Familienleben. Vor Kurzem haben wir das 43. Jahr unseres Kennenlernens gefeiert. Gefeiert unter Anführungszeichen, wir haben uns einfach umarmt. Eine Langzeitbeziehung, die auf einem derartigen Niveau läuft, die schätzt man, und gerade in solchen Phasen braucht man auch diese Nähe und diese Unterstützung dieser lieb gewordenen Personen.«

Eine Herztransplantation ist ein sehr großer medizinischer Eingriff, den auch nicht alle Patienten überleben. Als ich Sie vor zehn Tagen, kurz vor Ihrer Transplantation, getroffen hatte, habe ich Ihr Gesicht als relativ sorgenfrei wahrgenommen!

»Natürlich hat jede Lebenssituation, so wie eine Medaille, zwei Seiten – eine Vorderseite und eine Kehrseite. Ich habe mich nicht auf die Kehrseite konzentriert, sondern auf die Vorderseite. Ich habe mir diese Transplantation gewünscht und bin eigentlich froh darüber. Ich habe gewusst, mit der Kombination meines extrem geschwächten Herzens und der Herzpumpe kann ich nicht ins hohe Alter gehen. Ich habe mich auf dieses Ereignis körperlich und emotional vorbereitet und habe gesagt, Anfang des kommenden Jahres mache ich die Voruntersuchungen und lasse mich dann erstmalig auf die Warteliste setzen. Das Ganze ist ja auch mit einem großen Fragezeichen versehen. Es hätte auch sehr lange dauern können. Ich bin dankbar, dass alles so schnell geschehen ist und ich nicht in eine längere Warteschleife gesetzt wurde. In der Intensivstation ist man an technische Geräte angeschlossen, sodass man das befreiende Gefühl gar nicht spürt. Das befreiende Gefühl und das Gefühl der Freiheit habe ich zum ersten Mal genossen, als der Herzschrittmacher, ein paar Tage nach der Transplantation, weggekommen war und in meinem Körper keine technischen Geräte mehr vorhanden waren.«

So ähnlich wie mit dem Kunstherz?

»Mit dem Kunstherz, man muss das allen Ernstes sagen, das sind schon extreme Einschränkungen. Man ist von einem technischen Gerät abhängig, und wenn es ein Problem hat, dann ist man eigentlich grundsätzlich vier Stunden von den Technikern entfernt. Ich war von den Technikern vier Stunden entfernt. Ich kann mich heute noch erinnern, als ich das erste Mal, nachdem mir das künstliche Herz in Wien implantiert worden war, ins Klinikum Klagenfurt kam, da haben mich Ärzte gefragt, ob sie sich das Kunstherz einmal anschauen können, weil sie es noch nie gesehen hatten. Deswegen ist in so einem Fall ein Wiener besser aufgehoben, weil er innerhalb von zehn Minuten bei den entsprechenden Technikern ist. Ich als ein Klagenfurter brauche vier Stunden, um nach Wien zu kommen. Das ist die Situation in Österreich. Aber was, wenn Sie Ihren Urlaub in Griechenland genießen und plötzlich das Kunstherz irgendwelche Probleme macht? Wer hilft einem? Mein Kunstherz hatte einmal ein technisches Problem. Da musste der Techniker den Motor kurz abschalten und ich habe sofort eine Kreislaufschwäche bekommen und es ist mir links und rechts vor den Augen total schwarz geworden. Da habe ich gewusst, das kann nicht länger als zehn Minuten ausgeschaltet bleiben. Auch die Masse, also die Größe des Gerätes, der Batterien ist beträchtlich. Sie müssen das rund um die Uhr tragen. Können Sie sich das vorstellen?«

Nein. Offen gestanden, allein der Gedanke an so eine Situation macht mich unruhig.

»Man trägt es Tag und Nacht, es gibt auch gewisse Umrüstungen von Tag- auf Nachtmodus. Das Kunstherz ist im Körper und die Batterie, die das Kunstherz versorgt, ist außerhalb des Körpers. Die beiden sind mit Kabeln verbunden und diese Kabel gehen durch die Haut und weiteres Gewebe durch. Das sind Löcher, die regelmäßig steril gemacht und verbunden werden müssen. Da war ich meiner Frau zutiefst dankbar, dass sie all das so perfekt erledigt hat. Das hat uns als Team noch viel mehr zusammengeschweißt. In jedem Fall bin ich auch meinem Körper dankbar, dass er dreieinhalb Jahre an derselben Stelle einen massiven Verband ausgehalten hat. Das ist nicht immer der Fall, dass die Haut das auch so verträgt. Aber Ihr Leben hängt von dieser Maschine ab.

Als ich nach der Transplantation zu einer Besprechung gerufen wurde, drehte ich mich um und dachte mir, ich müsste noch ein Gerät mitnehmen, doch es war gar kein technisches Gerät mehr in meiner Nähe. Da wurde mir klar, dass ich meine Freiheit wiedergewonnen hatte. Das kann man nur dann nachvollziehen, wenn man dreieinhalb Jahre diese Freiheit nicht gehabt hat. Dann schätzt man solche Freiheiten wieder. Für gesunde Menschen ist das selbstverständlich. Wenn so eine Einschränkung bei einem kranken Menschen wegfällt, dann schätzt man das nicht nur doppelt, sondern vielfach.«

Wann konnten Sie nach der Transplantation aufstehen, sich bewegen und das Gefühl haben, es wird jetzt alles gut?

»Auf der Intensivstation steht man nicht sofort auf, sondern da ist man mit Geräten, mit Dränagen, da ist man derartig verkabelt, dass man sich im besten Fall aufsetzen könnte. Das ist dann schon die einzige körperliche Bewegung, die man sich leisten kann. Sechs Tage nach der Transplantation bin ich in die allgemeine Station verlegt worden und dort bin ich am zweiten Tag schon aufgestanden. Das war toll. Natürlich versucht man zuerst den Körper zu testen, was der verträgt. Es ist auch eine gewisse Unsicherheitskomponente dabei und man muss sich so schön langsam vortasten. Die Schwester hat gesagt: ›Sie müssen uns rufen, wenn Sie irgendeinen Schritt selbstständig machen wollen.‹ Ich war ganz überrascht und bin auch dankbar, wie schnell es körperlich funktioniert hat. Bis auf die heisere Stimme, die ich durch die Intubation bekommen habe, geht es mir gut. Das mit der Stimme wird sich noch legen. Ich bin ganz erstaunt, dass man nach zehn Tagen schon so aktiv sein kann und so viel Lebensqualität wieder zurückgewonnen hat.«

Haben Sie schon Pläne?
»Ich bin guter Dinge, dass ich auch die nächsten Schritte sehr gut meistern werde. Ich möchte wieder Sport betreiben, verreisen, das gemeinsame Leben mit meiner Partnerin genießen. Meine Ehefrau hat nicht nur die sterilen Verbände auf meinem Bauch gewechselt, sondern sie ist immer an meiner Seite gestanden. Jetzt erwarte ich mir mehr Lebensqualität und weniger Abhängigkeit von technischen Geräten. Als Kärntner komme ich ja aus der Seenregion. Die letzten vier Jahre musste ich aufs Schwimmen verzichten. Jetzt freue ich mich sehr auf den Wörthersee. Im See wieder schwimmen zu dürfen wird für mich einen enormen Anstieg der Lebensqualität bedeuten.«

Mir scheint es eindeutig, dass Ulf Scheriau die kritische Phase nach seiner Herztransplantation überstanden hat. Sein Äußeres präsentiert einen schwer kranken Menschen, doch sein Geist ist wach und seine Freude überwältigend.

Wie es möglich sei, dass sich ein Patient nach einem derart massiven medizinischen Eingriff so schnell erholen könne, frage ich den Leiter der Transplantationsabteilung:

»Der Patient wird nach der Operation von uns auch begleitet, bis auf die Intensivstation, und wir bleiben natürlich mit den Anästhesistinnen und Anästhesisten in engem Kontakt, weil es sich hier um eine immer noch sehr kritische Phase handelt. Je nach Verlauf und je nach Schwere der Erkrankung, die der Patient, die Patientin vor der Operation schon mitgebracht hat, ist es sogar manchmal möglich, schon am Tag nach der Operation die Beatmung zu reduzieren und zu beenden. Es ist möglich, schon in dieser Phase den Patienten aufwachen zu lassen und die ersten Worte und Erklärungen an ihn zu richten. In den nächsten Tagen ist es dann so, dass die Patientinnen und Patienten bald begreifen, dass die Operation gut gegangen ist. Wir haben natürlich auch ein Team, eine Transplant-Psychologin, die die Betreuung übernimmt. Es tauchen häufig Fragen und Sorgen auf, die meist auf der Normalstation durchgearbeitet werden. Die Patienten bleiben ca. drei Wochen bei uns, davon etwa eine Woche auf der Intensivstation. Danach kommen sie in eine spezielle Rehabilitationsklinik, wo sie unter ärztlicher Kontrolle körperlich trainiert werden.«

Wann ist ein Herztransplantierter durch? Wann darf er aufatmen und sagen: »So, jetzt kann ich wieder ganz normal, wie die anderen, leben«?

»Die Transplantation selbst ist erst der Beginn eines, wenn die Transplantierten Glück haben, langen Prozesses, der alles andere als einfach ist. Das ist der erste große Schritt. Die Patienten müssen lebenslang in medizinischer Versorgung bleiben, denn das, was wir machen, ist: Wir tauschen eine Erkrankung durch eine andere Erkrankung aus. Wir tauschen z.B. eine schwere Herzerkrankung mit einer katastrophalen Lebensqualität und einer sehr schlechten Prognose (nur 20 Prozent jener, die nicht transplantiert werden, leben länger als fünf Jahre) gegen eine andere Erkrankung aus. Das ist die lebenslange Immunsuppression. Die Menschen müssen lebenslang Medikamente schlucken, damit sie praktisch ihren Körper überlisten und das neue Organ als das eigene akzeptieren. Allerdings mit einer viel besseren Lebensqualität – nämlich jener eines fast herzgesunden Menschen und einer deutlich verlängerten Lebenserwartung.«

Was muss der Patient selbst dabei noch tun?

»Es ist nicht nur, dass man den Patienten jetzt transplantiert und fertig. Auch er muss etwas dafür tun. Der muss nachher in Bewegung kommen, der muss nachher aktiv sein, der muss sich nachher an bestimmte Spielregeln halten und nicht nur die Medikamente nehmen. Sie müssen möglichst Bewegung machen, Ergometer fahren, spazieren gehen, laufen gehen, Sport betreiben. Das ist ja der Grund, warum wir sie transplantieren, damit sie möglichst wieder alles das tun können, was ihnen Spaß macht. Natürlich gibt es immer wieder Patienten, die nur zu Hause sitzen, vor dem Fernseher, und einfach essen und damit sich selbst auch noch schädigen. Das ist klar. Das versuchen wir vorher ungefähr herauszufinden. Man kann es aber nie hundertprozentig wissen. Jedenfalls muss der Patient sehr viel selber dazu tun. Ich sage allen: ›Das erste Jahr haben wir die Hauptverantwortung, ab dem ersten Jahr haben Sie die Hauptverantwortung über Ihr Leben. Das müssen Sie selber in die Hand nehmen, denn wenn Sie selber gewisse schädigende Aktionen setzen, dann wird das Herz nicht so lange halten.‹ Aber jeder Patient ist für sein eigenes Schicksal selbst verantwortlich.«

Wie hoch ist die Lebenserwartung bei den transplantierten Patienten?

»Die Zahlen in Wien sind deutlich: 75 Prozent der Herztransplantierten in Wien leben länger als zehn Jahre nach der Transplantation. Am längsten leben bei uns welche seit über 34 Jahren. Während einer Transplantation ist in den letzten zehn, 15 Jahren bei uns kein Patient gestorben. Wir haben mittlerweile eine Sterblichkeitsrate im Laufe des Spitalsaufenthalts nach der Transplantation von knapp fünf Prozent. 95 Prozent der Patienten verlassen das Spital und werden rehabilitiert. Die Ein-Jahres-Überlebensrate bei uns ist 91 bis 92 Prozent.«

Woran sterben diese Patienten?

»Zumeist sterben die Patienten entweder an katastrophalen Infektionen, die sie plötzlich bekommen oder die sie vielleicht schon in die Transplantation mitgebracht haben, und das im Vorfeld nicht erkannt wurde. Es sind Patienten, die oft in einem sehr schlechten Zustand vor der Transplantation sind, und dann, wie jegliche anderen Intensivpatienten, können sie auch ein Multiorganversagen entwickeln. An Abstoßungen, also an immunologischen Problemen, sterben sehr wenige Patienten bei uns. Wir haben das sehr, sehr gut im Griff. Abstoßungsepisoden treten überhaupt nur noch bei knapp zehn bis zwölf Prozent unserer Patienten auf.«

TOTENSPENDE

Geschichte und Definition des Hirntodes

Der menschliche Wunsch, das Verlorene zurückzugewinnen, ist bestimmt genauso alt wie der Mensch selbst. Erst recht, wenn ihm ein Körperteil verloren gegangen ist. Erstaunlicherweise konnten noch vor mehr als 4.000 Jahren altindische Schamanen etwa verstümmelte Nasen nicht durch andere ersetzen, wohl aber mit der Stirnhaut des Betroffenen so wiederherrichten, dass sie imstande waren, durch ihre verstümmelten Nasen gut zu atmen. Vom Ende des 19. Jahrhunderts bis 1954 wurden viele ernsthafte Organtransplantationsversuche unternommen, scheiterten aber aus verschiedensten Gründen.

1954 gelang es dem amerikanischen Chirurgen Joseph Edward Murray als Erstem, die Niere eines Menschen einem anderen erfolgreich zu transplantieren. Der Organspender und der Organempfänger waren eineiige Zwillinge. 1962 konnte zum ersten Mal die Niere eines Verstorbenen an einen Patienten erfolgreich verpflanzt werden. Der Transplantierte lebte noch acht Jahre mit dem fremden Organ. 1967 gelang dem südafrikanischen Chirurgen Christiaan Barnard die erste erfolgreiche Herztransplantation. Bei allen Transplantationen mit Organen von Verstorbenen, die bis 1968 stattfanden, erfolgte die Organentnahme nach dem »klassischen« Herzstillstandtod. 1959 verfassten die französischen Mediziner Maurice Goulon und Pierre Mollaret den Begriff »Coma dépassé«, was »jenseits des Komas« bedeuten soll. Also ein Zustand, in dem sich bewusstlose und künstlich beatmete Patienten befanden, ohne jegliche Aussicht darauf, jemals wieder zu erwachen. Dieser Zustand war nicht nur unwiderruflich, sondern führte nach einer gewissen Zeit zum Tod durch Herz- und Kreislaufstillstand. Diese beiden Mediziner setzten aber Coma dépassé nicht mit dem Tod gleich. 1968 veröffentlichte eine Kommission der Harvard Medical School ihre eigene Deutung des Coma-dépassé-Zustandes. Darunter ist zu verstehen, dass der irreversible Schaden des Zentralnervensystems als Hirntod und damit als neues Todeskriterium zu empfehlen wäre. Dieser Empfehlung folgen viele Staaten, unter ihnen auch Österreich und Deutschland. Der wissenschaftliche Beirat der Bundesärztekammer Österreichs definierte 1998 den Hirntod »als Zustand der irreversibel erloschenen Gesamtfunktion des Großhirns, des Kleinhirns und des Hirnstammes. Dabei wird durch kontrollierte Beatmung die Herz- und Kreislauffunktion noch künstlich aufrechterhalten.« Der so definierte Hirntod wird mit dem individuellen Tod eines Menschen gleichgesetzt.

»Wann ist für Sie ein Mensch tot?«, frage ich den Leiter der Transplantationsabteilung im AKH-Wien:

>»Für uns als Organtransplantationschirurgen ist der Tod im Endeffekt vom Neurologen definiert. Wir definieren es ja nicht. Vom Neurologen ist das unwiderrufliche und unwiederbringbare Aufhören der Hirnfunktion als Tod definiert. Und dann kann ein Patient zur Organentnahme freigegeben werden. Also, der Herztod als solcher kann sozusagen auch durch eine Reanimation wieder rückgängig gemacht werden, das sehen wir ja tagtäglich. Aber der Hirntod ist nicht rückgängig zu machen. Der wichtigste Punkt ist, wenn das Herz aufhört zu schlagen. Wenn das geschieht, kann man es mithilfe von Reanimationsmaßnahmen wieder zum Laufen bringen und den Kreislauf wieder aktivieren lassen. Einen Patienten, bei dem das Herz stehen geblieben und der Herztod kurzfristig eingetreten ist, kann man wieder ins Leben zurückbringen. Wenn der Hirntod eingetreten ist, bedeutet das, dass sämtliche Gehirnfunktionen unwiederbringbar zerstört sind und nicht mehr wieder zum Laufen gebracht werden können, und damit der Patient nicht mehr zu retten und in dem Fall auch tot ist.«

Der Hirntod wird als unumkehrbarer Ausfall der Hirnfunktion definiert, weil ein Großteil der Nervenzellen dabei abgestorben ist. Letztlich stirbt jeder Mensch an einem Hirntod. Selbst wenn jemand einen Herzinfarkt hat, bleibt das Herz stehen. Dann gibt es keinen Kreislauf mehr, das Hirn wird nicht mehr durchblutet und die Nervenzellen sterben ab, auch alle anderen Zellen sowie das gesamte Gewebe eines Menschen. Der Hirntod wird oft nach einem schweren Schädel-Hirn-Trauma diagnostiziert. Darunter versteht man eine gewaltsame Einwirkung auf den Kopf, wo es auch zu einer Gehirnverletzung, also üblicherweise zu einer Blutung kommen kann. »Ein schweres Hirntrauma ist im Endeffekt – zumeist durch einen Unfall bedingt – eine schwere Verletzung des Gehirns«, erklärt mir der Leiter der Transplantationsabteilung am Wiener AKH. »Es kann aber auch ohne eine Verletzung entstehen – wie bei einem Auto- oder Motorradunfall –, durch eine Hirnblutung. Wenn ein Patient z. B. jahrelang Bluthochdruck hat und keine Medikamente nimmt, kann es zum Platzen eines Gefäßes im Gehirn kommen und Blut tritt dort in die Gehirnzellen ein und das ganze Gehirn schwillt an. Das ist so, wie wenn wir uns anschlagen und dann eine Beule haben. Das Gehirn kann sich aber nicht ausdehnen, weil wir ja den Schädel haben, der uns vor Verletzungen schützt, und damit wird das Gehirn zusammengequetscht und drückt den Hirnstamm ab. Nicht jedes schwere Schädel-Hirn-Trauma wird unweigerlich zum Hirntod führen oder zum Tod des Patienten. Sehr viele Patienten überleben das, und es ist ganz wichtig, dass man das nicht alles in einen Topf wirft. Hirntod ist ein klar definiertes Sistieren, das Aufhören sämtlicher Gehirnfunktionen, die man anhand der heutigen Zahlen, Daten, Fakten und Untersuchungen klar erkennen kann.«

Die Definition des Hirntodes und dessen Gleichsetzung mit dem Tod eines Menschen per Gesetz haben erst die postmortale Organspende in der heutigen Form und im gegenwärtigen Ausmaß erst ermöglicht. Schnelles Verfallen von menschlichem Gewebe nach dem klassischen Tod, also Herz- und Kreislaufstillstand, machte eine qualitative und langlebige Organtransplantation fast unmöglich. Einerseits wurden die meisten inneren Organe durch den Sauerstoffmangel und den darauffolgenden Verwesungsprozess sehr schnell so schwer beschädigt, dass sie nur begrenzt und mit schlechter Prognose eingesetzt werden konnten. Andererseits ließ die Kurzlebigkeit der entnommenen Organe den zuständigen Behörden keine Chance, ein flächendeckendes, finanzierbares und gut funktionierendes Transplantationswesen auf nationaler oder gar internationaler Ebene zu organisieren und herzurichten. Der nun neu definierte hirntote Patient brachte eine völlig neue und »entspanntere« Situation ins Transplantationswesen. Der Hirntote kann tagelang künstlich beatmet und sein Kreislauf aufrechterhalten werden, ohne dass seine inneren Organe einen bemerkenswerten Schaden davontragen müssten. Währenddessen können die Transplantationsmediziner problemlos die Qualität und die Merkmale der zu spendenden Organe feststellen, den passenden Organspender ermitteln, das Organ von Punkt A nach Punkt B bringen und es dem Empfänger implantieren. All das gelingt, weil der biologische Tod mit dem Hirntod des Menschen als identisch definiert wird.

»Wann hat es die Transplantation so richtig in den Alltag geschafft und wodurch wurde das möglich?«, frage ich den Leiter der Transplantationsabteilung des Wiener AKH:

»In den 1960er-Jahren begann ein echter Transplantationsboom. Es wurden viele verschiedene Organe transplantiert, allerdings mit nicht sehr gutem Erfolg. Erst in den 80er-Jahren ist die Revolution in der Transplantation durch bessere therapeutische Schemata aufgekommen. Da hat dann auch Österreich begonnen, sich der Organtransplantation anzuschließen. Hier in Wien haben wir zum ersten Mal ein Herz im März 1984 transplantiert. Das ist sicher eine Revolution, ein alter Traum, Patienten mit tödlichen Erkrankungen durch eine relativ ›einfache‹ Operation wieder in einen guten Gesundheitszustand zurückzubringen. Das ist sicher ein großes Ziel unserer Gesellschaft. Bei der Organspende mit verstorbenen Patienten ist es so, dass bei den Patienten entweder der Hirntod eingetreten sein muss – da gibt es eigene Untersuchungsschritte, die das bestätigen oder nicht bestätigen – oder es auch zum Herzstillstand, also zu einem Sistieren, Aufhören der Herzfunktion kommen kann. Dies aber so, dass man dann trotzdem Organe, knapp bevor sie wirklich endgültig so weit geschädigt sind, dass man sie nicht mehr verwenden kann, transplantieren kann.«

Wodurch erleiden Menschen den Hirntod?

»Es sind alles Patienten, die einmal als Erstes ein schweres, tiefes Koma haben, nicht bei Bewusstsein sind, und bei denen die meisten Reize und Reflexe nicht mehr funktionieren. Dann denken die behandelnden Ärzte, Intensivmediziner zumeist: ›Da könnte möglicherweise der Hirntod vorliegen.‹ Dann wird natürlich eine neurologische Untersuchung gemacht. Es kommt ein Neurologe und untersucht alle Reflexe des Hirnstammes – das zentrale Gebiet, wo auch das Atemzentrum sitzt –, ob diese funktionieren oder nicht. Wenn diese funktionieren, dann ist eine mögliche Organspende schon wieder vom Tisch. Wenn man aber dort merkt, dass alle Reflexe komplett weg sind, dann wird ein EEG, ein Elektroenzephalogramm, geschrieben. Wenn man dort eine Nulllinie erkennt, dann wartet man sechs Stunden, dann muss ein zweites EEG geschrieben werden, dann kommt noch einmal der Neurologe, um eine abschließende Untersuchung zu machen. Und wenn anhand von allen Daten, Zahlen und Fakten, aber auch schon Vordaten wie bildgebende Verfahren, Computertomografie festgestellt werden kann, dass hier keinerlei Gehirnaktivität mehr vorhanden ist, dann kann der Neurologe den Patienten für hirntot erklären und dann würde die Organspende beginnen.«

Was der Herzchirurg hier gemeint hatte, habe ich erst einige Tage später wirklich verstanden. Nicht etwa, weil ich ein Medizinlexikon aufgeschlagen hätte. Das hatte ich schon lange vor meinem Interview gemacht. Erst als ich später die Hirntoddiagnose aus nächster Nähe beobachten und für meinen Dokumentarfilm mitfilmen konnte, wurde mir klar, wie und warum die Hirntoddiagnose konzipiert ist.

Die Transplantation der vitalen Organe (im Fachjargon werden sie »die soliden Organe« genannt) wird in zwei voneinander getrennte Transplantationsabteilungen aufgeteilt: die Thorax-(Brust-)Abteilung für Herz und Lunge und die Abdomen-(Bauch-)Abteilung für Leber, Pankreas (Bauchspeicheldrüse) und die Nieren. Dafür gibt es nicht nur medizinische Gründe. Einer von ihnen ist die unterschiedliche Lebenszeit der Organe, nachdem sie aus dem Körper des Spenders entnommen wurden. Dazu kommen noch einige personelle, technische sowie organisatorische Unterschiede während der Transplantationsausführung.

Leiterin der Transplantationsabteilung:
»Die erste Nierentransplantation in Österreich wurde 1965 durchgeführt, die erste Lebertransplantation 1972, und die erste Pankreastransplantation fand nicht in Wien statt, sondern in Innsbruck. Das war 1979. Weltweit gab es die jeweiligen Transplantationen ca. schon fünf bis zehn Jahre früher als hier in Österreich. Die größte Anfangsschwierigkeit war sicherlich, dass damals noch nicht so potente Medikamente zur Verfügung standen, um ein längerfristiges Organüberleben zu gewährleisten. Das waren zwar schon Medikamente, die das Immunsystem, also die eigene Abwehrlage unterdrücken. Sie waren aber sehr unselektiv, sprich: die haben die gesamte Abwehrlage des Patienten reduziert und meines Wissens sind alle diese frühen Patienten an Infektionen verstorben. Heute haben wir Medikamente, die immer spezifischer werden, um nur bestimmte Zellen anzugreifen, die eine Abstoßung verursachen würden, und dadurch sind diese Komplikationen wesentlich geringer geworden. Das sind eben Medikamente, die die eigene Abwehrlage schwächen, damit die Immunzellen das transplantierte Organ nicht als ›fremd‹ erkennen. Immunzellen greifen alles an, was ›fremd‹ ist. Wenn Sie z. B. eine Infektion haben, haben Sie Bakterien im Körper, die dort nicht hingehören. Dann greifen diese Immunzellen die Bakterien an und töten sie. Ähnlich ist es auch bei vielen Tumorerkrankungen, wo die Immunzellen durchaus imstande sind, zumindest eine Zeit lang Tumorzellen abzutöten. Im Fall der Organtransplantation wollen wir aber nicht, dass das Organ als ›fremd‹ erkannt wird, und diese spezifischen Medikamente verhindern das, weil sie entsprechend auf die Zellen einwirken.«

Feststellung des Hirntodes

Als ich vor zehn Tagen die Leiterin der Transplantationsabteilung im Wiener AKH interviewte, erzählte ich ihr, dass ich gerne das Verfahren der Hirntoddiagnostik filmen würde. Sie stimmte dem »grundsätzlich« zu und führte mich zu einem Büro, in dem eine junge Ärztin und ein junger Arzt saßen.

»Das sind unsere Koordinatoren. Sie sind die Ersten, die erfahren, ob es einen potenziellen Kandidaten für die Hirntoddiagnostik gibt«, erzählte die Abteilungsleiterin und stellte mich der Koordinatorin und deren Kollegen vor.

»Wir haben einen«, sagte der Koordinator.

»Was heißt, wir haben einen?«, fragte die Ärztin.

»Wir wurden gerade informiert, dass ein Patient mit schweren Hirnschäden eingeliefert wurde«, antwortete der Koordinator.

»Na, dann bleiben Sie doch gleich hier bei meinen Kollegen. Sie werden Sie über alles Weitere informieren«, sprach die Leiterin der Transplantationsabteilung und ließ mich mit dem Koordinatorenpaar zurück.

Ich musste mich in diesem Augenblick zurückhalten, meiner Freude nicht sichtbar Ausdruck zu verleihen. Schließlich ist es für einen Fernsehjournalisten großartig, Hirntoddiagnostik aus nächster Nähe erleben und filmen zu dürfen. Es ist ein medizinisches Verfahren, über das ich bisher nur einige wenige zurückhaltende und trockene ärztliche Berichte hatte lesen können. Meine Erwartungen und die Spannung waren somit groß. Der Koordinator erklärte mir, dass in diesem Fall noch einige Tage, vielleicht aber auch einige Wochen bis zur Hirntoddiagnostik vergehen könnten. »Natürlich ist aber die Möglichkeit, dass der Patient es überlebt, auch da«, sagte er.

In dem Augenblick ist mir klar geworden, dass der »Hirntodkandidat« ein noch lebender Mensch ist – jemand, der um sein Leben kämpft, jemand, der eine Familie hat, jemand, der noch bis vor wenigen Stunden seinen üblichen Alltag lebte, sich freute, ärgerte oder beides. Dieser »Kandidat« ist jemand, den gerade die Rettung in aller Eile, sich durch den Stadtverkehr kämpfend, in die Notfallaufnahme gebracht hat, jemand, dessen Angehörige sich große Sorgen um ihn machen, was alles furchtbar wehtut. Das kenne ich. Innerhalb von Sekunden bin ich emotional zusammengebrochen. Wie konnte ich mich über so eine Situation freuen? Letzten Endes wird gerade offiziell entschieden, ob jemand lebt oder stirbt. Das ist ja völlig absurd. Hoffentlich hat das Ganze nichts mit mir und meiner journalistischen Freude zu tun …

Mein schlechtes Gewissen wurde immer größer. Dann raste mir plötzlich ein Satz aus dem Interview mit der Transplantationsärztin durch den Kopf: »Organspender sterben nicht, um ihre Organe zu spenden, sondern ihre Organe werden gespendet, weil sie gestorben sind.« Diese Erklärung war rettend. Ich ließ die Worte der Ärztin noch eine Weile durch meinen Kopf hallen.

Zehn Tage später rief mich der Koordinator an und fragte, ob ich in eineinhalb Stunden im Spital sein könnte: »Es wäre jetzt so weit. Die Hirntoddiagnostik findet heute statt«, sagte er am Telefon.

Potenzielle Organspender sind Patienten einer Intensivstation. In dem Augenblick, wo der Transplantationsbeauftragte, der im weiteren Sinne zum Transplantationsteam gehört, auf einer Intensivstation oder auf der Neurologie eines österreichischen Spitals den Verdacht auf Hirntod bei einem der Patienten hat, muss er dies an die Transplant-Koordinatoren, die in den Transplantationsabteilungen für Brust- und Bauchorgane sitzen, melden. Sobald bei einem Patienten der Hirntod diagnostiziert wird und er von den beiden Neurologen, die den Hirntod festgestellt haben, zur Organentnahme freigegeben wird, muss der Transplant-Koordinator die Leiter der Transplantationsabteilungen im AKH Wien darüber informieren. Dann hat er die Organentnahme und Organtransplantation zu organisieren.

In Österreich gibt es insgesamt vier Krankenhäuser, die als Transplantationszentren gelten: Innsbruck, Graz, Linz und Wien. Sobald das Transplantationsteam eines dieser Zentren über einen potenziellen Hirntoten informiert wird, muss es ein unabhängiges Neurologenteam organisieren, das den betroffenen Patienten begutachtet und diagnostiziert. Das Team besteht, im besten Fall, aus zwei erfahrenen Neurologen, doch es könnten auch zwei Intensivmediziner sein, die für die Hirntoddiagnoseerstellung ausgebildet wurden. Das österreichische Transplantationsgesetz besagt, dass die Hirntoddiagnose von Ärztinnen und Ärzten erfolgen muss, die nicht in die Organtransplantation involviert sind. Ärzte, welche die Hirntoddiagnostik durchführen, dürfen also keinen Kontakt mit Patientinnen und Patienten, die auf ein Organ warten, haben. Diese Regelung möchte verhindern, dass Ärzte durch den Zustand des auf ein Organ wartenden Patienten in ihrer Diagnostik beeinflusst werden könnten.

Es ist ein großes Intensivstationszimmer im Wiener AKH. Mitten in seiner rechter Hälfte steht ein Bett, in dem ein Patient schläft. Nur sein Brustkorb bewegt sich.

Genau vis-à-vis, in der linken Hälfte des Raumes für Schwerkranke, liegt ein weiterer Patient. Auch sein Brustkorb bewegt sich. Seine Augen sind geschlossen, die Wangen leicht rötlich und die restliche Haut etwas blasser, aber ganz normal durchblutet. Aus der Nase ragt ein dünner Schlauch, durch den der Patient entschleimt wird. Aus dem Mund kommt ein wesentlich breiterer, durchsichtiger Schlauch heraus und mündet in eine Beatmungsmaschine, die hinter dem Bett untergebracht ist. Links und rechts vom Bett stehen mehrere Bildschirme, die den Puls, Blutdruck und noch einige weitere Lebensfunktionen des Patienten in Zahlen und Kurven ausdrücken.

Nichts in meiner Wahrnehmung deutet darauf hin, dass dieser Mann dem Tod geweiht sein könnte. Schon gar nicht, dass er vielleicht bereits tot ist. Er ist bewusstlos, das ist mir sofort klar. Doch dieser Patient gilt gerade als potenzieller Organspender. In den nächsten Minuten wird ein langwieriges Diagnoseverfahren beginnen, nach dem entschieden wird, ob jener Mann hirntot ist oder nicht. Falls er nach der Diagnoseerstellung tatsächlich für hirntot erklärt werden wird, werden ihm noch heute Nacht die wichtigsten seiner inneren Organe entnommen, seine körperlichen Überreste in einem Metallsarg untergebracht und in die Leichenhalle des Spitals getragen.

Es ist aber noch nicht sicher, dass dieser Mann tot ist. Erst müssen zwei Neurologen unabhängig voneinander zu dem Ergebnis kommen, jener Patient sei hirntot.

»Guten Tag!« Ein Arzt betritt den Raum und begrüßt den Patienten. Er setzt seine rechte Hand auf den oberen Teil der Brust des Patienten und setzt fort: »Wir werden jetzt eine Untersuchung vornehmen.«

Der Patient antwortet nicht. Mit seiner auf der Patientenbrust liegenden Hand versucht der Neurologe den Patienten zu wecken, doch der bleibt regungslos.

»Verstehen Sie mich?«, fragt der Mediziner noch einmal. Stille. Der Patient reagiert nicht.

»Ich habe im Vorfeld sämtliche Ausschlusskriterien für die Durchführung der Hirntoddiagnose gecheckt und ausgeschlossen: 1. Vergiftungen durch Medikamente oder andere Substanzen, die das zentrale, aber auch das periphere Nervensystem direkt oder indirekt beeinflussen würden. 2. Die Körpertemperatur darf nicht unter 34 Grad Celsius sein, weil z. B. bei einer Körpertemperatur von 28 Grad Celsius die Reaktion der Pupillen auf Licht, aber auch weitere Hirnnervenreflexe ausbleiben. 3. Ein hypovolämischer Schock, oder auch ein endokrines und ein metabolisches Koma. Im Vorfeld habe ich mir auch die gesamte Krankheitsgeschichte des Patienten und natürlich Computertomografiebilder angeschaut, wo man die katastrophalen Hirnschädigungen sehen kann. Was noch fehlt, ist die klinische Beurteilung. Wir schauen, dass kein einziger Hirnstammreflex vorhanden ist«, führt mich der Neurologe in die Hirntoddiagnostik ein.

Mit dem Daumen und dem Zeigefinger seiner linken Hand zieht der Mediziner die beiden Augenlider des Patenten gleichzeitig nach oben, blickt kurz auf seine Augen und lässt die zurückfallenden Augenlider wieder los. Jetzt schüttelt er leicht den rechten und anschließend den linken Unterarm des Patienten. Er zieht den rechten Unterschenkel unter der Decke hervor und schüttelt diesen, dann den linken – der Patient reagiert nicht. Dann bittet der Arzt die neben ihm stehende Krankenschwester um einen Reflexhammer. Sie reicht ihm das Werkzeug. Langsam und leicht klopft er auf die Wangen des Patienten, dann auf dessen Kinn. Doch der Patient reagiert auf keinen einzigen Hammerschlag. Weder seine Hand- und Fußgelenke noch die Knie oder die Schienbeine reagieren auf die normalerweise schmerzhaften Reize.

Jetzt setzt der Arzt den Metallgriff des Hammers an den Nagel des mittleren Fingers des Patienten und drückt mit voller Kraft zu. Ich beiße die Zähne zusammen und bilde mir ein, den furchtbaren Schmerz, den dieser Griff auslösen müsste, gespürt zu haben. Bei dem Patienten bleibt aber jegliche Reaktion aus. Der Arzt wechselt die Bettseite und macht dasselbe noch einmal, jetzt aber mit dem Mittelfinger der linken Hand des Patienten. Wieder nichts. Dann presst der Mediziner den Hammergriff auf die gleiche Art und Weise auf die mittleren Zehen des linken und anschließend des rechten Fußes. Schmerzvolle Grimassen und Schreie des Patienten bleiben aus.

Als ob er meine Gedanken lesen würde, sagt der Mediziner zu mir: »Solange wir die Diagnose ›hirntot‹ nicht abgeschlossen und bestätigt haben, betrachten wir den Patienten als einen Lebenden. Im ersten, mechanischen Teil der Untersuchung versuchen wir durch verschiedene, auch schmerzhafte Reize bei ihm eine Reaktion auszulösen. Wenn er nur irgendeine Bewegung machen würde, würden wir sofort die Untersuchung abbrechen und ihn als ›nicht hirntot‹ bezeichnen.«

Jetzt zieht der Arzt dem Patienten die Augenlider nach oben und leuchtet mit einer kleinen Taschenlampe in seine Augen – die Pupillen bleiben unverändert. Dann setzt der Neurologe ein Wattestäbchen kurz auf die eine und dann auf die andere Pupille des Patienten drauf, als wollte er etwas von den Augen abtupfen. Weder bei den Pupillen noch bei den Augenlidern des Patienten wird eine Reaktion sichtbar. Dann legt der Mediziner seine rechte Hand um das Kinn des Patienten, während der Zeigefinger und der Daumen seiner linken Hand dessen Augenlider offenhalten, und bewegt den Kopf des Mannes schnell nach links, dann nach rechts. Die Augäpfel reagieren nicht. Der Arzt nimmt wieder den Reflexhammer und schlägt mittelstark auf das Kinn des Patienten. Keine Reaktion. Aus einer großen Glasspritze wird Wasser ins Ohr des Patienten gespritzt. Bei einem Nicht-Hirntoten müssten sich die Augäpfel nach einer solchen Aktion bewegen. Jetzt bleibt diese Augenbewegung aus. Als der Arzt mit einer Spatel die Rachenhinterwand des Mannes berührt, hustet dieser nicht. Auch nicht, als der Mediziner einen Plastikschlauch durch die Luftröhre in die Lunge bis zur Gabelung der Hauptbronchien bewegt und mit dem Plastikstück »draufklopft«.

»Auf so einen Reiz würden Sie oder ich fürchterlich husten müssen«, sagt der Arzt. Er greift zu einer kleineren Spritze und führt ihren Inhalt in einen von vielen Schläuchen, die sich auf dem Bauch des Patienten kreuzen, hinein.

»Das ist jetzt ein pharmakologischer Test, über den wir nachzuweisen versuchen, dass die Herzfrequenzmodulation über den Hirnstamm ausgefallen ist, was damit indirekt den Hirntod des Patienten beweisen würde. Atropin ist ein Medikament, das den einen Teil des vegetativen Systems, der für die Ruhe zuständig ist, lähmt, den Parasympathikus, und normalerweise zu einer Herz-schlagzunahme bis zu 200 Schläge pro Minute oder mehr, also einem sehr schnellen Pulsschlag führen würde.«

Der Puls des Patienten verändert sich von 75 auf 76 Schläge pro Mi-nute. Auch wenn der Puls um bis zu 15 Prozent, etwa zehn Schläge, höher geworden wäre, wäre das kein Zeichen für den Mediziner gewe-sen, das Verfahren abzubrechen und den Patienten für »nicht hirntot« zu erklären.

»Die Begutachtung ist noch nicht abgeschlossen. Es muss noch ein EEG zu korrekten Ablaufbedingungen artefaktfrei (unverän-dert, Anm.) gemacht werden. EEG ist eine medizinische Methode zur Messung der elektrischen Hirnaktivitäten. Das muss über eine halbe Stunde laufen. Danach wird von zwei Neurologen unabhängig voneinander begutachtet, und wenn eine sogenannte EEG-Nulllinie vorliegt, dann kommt es zu einer zweiten Begutachtung, um jeden Zweifel auszuräumen«, erläutert der Mediziner.

Eine Viertelstunde später betritt eine Ärztin das Zimmer und packt einen Laptop sowie einige Kabel aus. Daraufhin steckt sie 20 kleine Elektroden in den Kopf und Nacken des Patienten ein, deren andere Enden wiederum bereits in einem Messgerät stecken. Und weil das Messgerät mit dem Laptop verbunden ist, können auf dem Laptopbildschirm die Aktivitäten der Hirnareale, die diese 20 Elek-troden abdecken, grafisch wiedergegeben werden. Über eine halbe Stunde lang läuft der EEG-Test. Die Ärztin und der Arzt sind auf den Bildschirm fixiert und beobachten die Veränderungen der Linien auf der Grafik.

»Ich war davon überzeugt, dass wir auf dem EEG-Schirm eine ›Nulllinie‹, also eine Gerade sehen müssten, um vom Hirntod spre-chen zu dürfen«, werfe ich ein.

»Es sind 20 Elektroden, die jeweils zu zweit die Aktivitäten von zehn verschiedenen Hirnarealen messen. Für uns ist es wich-tig, dass die Kurven und die Zacken, die Sie hier auf dem Schirm sehen, bei den jeweils zwei Elektroden, die für das gleiche Hirn-areal zuständig sind, gleich bleiben. Sobald es hier einen nur klei-nen Unterschied geben würde, müssten wir die Hirntoddiagnostik abbrechen und den Patienten für ›nicht hirntot‹ erklären.«

»Wie ich die Grafik hier verstehe«, frage ich den Neurologen wieder, »zeugt jede dieser 20 verschiedenen Linien von einer Hirnaktivität des Patienten?«

»Ja«, antwortet er.

»Und warum ist das so?«, möchte ich erfahren. Das Hirn des Patienten sollte doch tot sein.

»Wissen wir nicht«, sagt der Neurologe und bereitet sich anschließend für den letzten Test der Untersuchung der Hirnstammreflexe vor – den Apnoetest.

»Wie Sie gesehen haben, sind die Patienten nicht biologisch tot. Sie werden als potenzielle Organspender durch eine Beatmungsmaschine am Leben erhalten, ohne die sie nicht weiterleben könnten. Was wir mit dem Apnoetest beweisen werden – und müssen. Somit würde eine absolute Sicherheit vorliegen, dass der Patient hirntot ist und nicht eine andere Ursache für seine intensive Abhängigkeit hat«, erklärt der Neurologe.

Die Krankenschwester nimmt dem Patienten den Beatmungsschlauch aus dem Mund und legt ihn aufs Bett. Das Gesicht des Mannes bleibt unverändert ruhig. Sein Brustkorb bewegt sich nicht – er atmet nicht mehr. Ein schriller Alarmton durchbricht die Stille im Intensivstationsraum und meldet Sauerstoffmangel im Blut des Patienten.

»Bei einem ›normalen‹ Patienten würden wir jetzt die Beatmungsmaschine einschalten müssen. Jetzt aber müssen wir den Alarm abschalten, um bei der Arbeit nicht gestört zu werden«, sagt der Arzt. Darauf schaltet die Krankenschwester den Alarm ab.

Abwechselnd blickt der Arzt mal auf den Brustkorb des Patienten, mal auf die Messgeräte. Nach etwa zehn bis 15 Minuten ist der Apnoetest beendet.

Der Neurologe zieht sich in ein Büro zurück und füllt das Protokoll zur Dokumentation des irreversiblen Funktionsausfalls des Gehirns aus. In die letzte Zeile des DIN-A4-Papiers schreibt er das Datum und die Uhrzeit und rechts davon setzt er anschließend seine Unterschrift. In der Zeile oberhalb seiner Signatur steht fettgedruckt: »Aufgrund der erhobenen Befunde wird der Hirntod festgestellt.« Damit ist der Dienst des ersten Neurologen bei der Hirntoddiagnoseerstellung des Patienten erledigt.

Jetzt muss ein weiterer erfahrener Intensivmediziner die gesamte Untersuchungsliste, die sein Vorgänger bereits durchgegangen ist, noch einmal prüfen. Eine weitere EEG-Messung findet nicht statt. Der neue Mediziner sieht sich den gedruckten EEG-Befund der ersten Messung an und muss ihn nur noch bewerten.

Die beiden Mediziner, die die Hirntoddiagnose durchzuführen haben, dürfen weder einem Explantations- noch einem Transplantationsteam angehören, noch Kontakt zu diesen haben, um nicht von ihnen beeinflusst zu werden. Dasselbe gilt auch für die Familienangehörigen des Patienten – auch sie dürfen keinen Kontakt mit diesen beiden Medizinern haben. Die Aufgabe der Hirntoddiagnostiker ist, »objektiv zu klären, ob der Patient hirntot ist oder nicht«. Wenn irgendwann während der Hirntoddiagnoseerstellung ein Zeichen vom Patienten, das nicht identifizierbar oder zuzuordnen ist, festgestellt wird, muss das Hirntoddiagnoseverfahren abgebrochen und vielleicht zu einem späteren Zeitpunkt wiederholt werden. Das kann beispielsweise ein körperliches Zeichen, das nicht eindeutig den Gehirnfunktionsausfall dokumentiert, oder eine Unklarheit auf dem EEG-Befund sein. Der Hirntod muss zweifelsfrei mit einem »Ja« oder »Nein« diagnostiziert werden.

Etwa drei Stunden nach dem ersten Neurologen kommt jetzt der zweite hinzu und studiert gleich die Krankheitsgeschichte und die Befunde des Patienten. Anschließend geht er in den Intensivraum und untersucht den Patienten im Sinne der Kriterien des Hirntodes: Es werden die Bewusstlosigkeit, der Verlust der Hirnstammreflexe sowie der Atemstillstand überprüft. Der an die Beatmungsmaschine angeschlossene Mann bleibt unverändert: geschlossene Augen, rosiges Gesicht, der Brustkorb bewegt sich im Rhythmus seiner Atemzüge.

Vor dem Apnoetest klärt mich der Arzt auf:
»Beim Apnoetest wird überprüft, ob der Atemantrieb, der über den Hirnstamm gesteuert wird, noch vorhanden ist oder nicht. Durch die Beatmungsmaschine pumpen wir zu hundert Prozent den Sauerstoff in die Lunge des Patienten. Bei dem Apnoetest müssen wir die künstliche Beatmung abschalten und den Wert des Kohlendioxids im Blut des Patienten ansteigen lassen. Meine Aufgabe ist zu beobachten, ob durch diesen massiven Anstieg von CO_2

ein Atemzug getan wird oder nicht. Wenn dieser Atemzug nicht erfolgt, dann ist damit bewiesen, dass die Atmungsregulation im Hirnstamm ausgefallen ist.«

Nach fünf bis zehn Minuten nimmt der Arzt dem Patienten Blut ab, um eine Blutgasanalyse machen zu lassen. Etwa zehn bis 15 Minuten später, solange dauert der Apnoetest, wird der Patient wieder künstlich beatmet. Die Krankenschwester bringt dem Arzt den Blutbefund. Er sieht sich diesen an, zieht ein paar Striche darauf und sagt: »Gut, auch bei der zweiten Blutanalyse, nach dem Apnoetest, ist der Wert des Partialdrucks des Kohlendioxids im arteriellen Blut deutlich über den Wert von 60 mmHg gestiegen, ohne dass der Patient einen Atemzug gemacht hat. Das bedeutet, dass nicht einmal der massive Anstieg von CO_2 im Blut den Reflex im Hirnstamm des Patienten, einzuatmen, ausgelöst hat. Dies ist also mit dem Vorliegen des Hirntods zu erklären.«

»Was heißt das für diesen Patienten?«, frage ich.
»Das bedeutet in der weiteren Folge, dass der Apnoetest sowie die klinische Untersuchung, Voruntersuchung, die zweite Untersuchung, das EEG, vereinbar sind mit dem vorliegenden Hirntod, dass keinerlei Hinweise auf eine Innenaktivität vorliegen. Und somit ist hier der Hirntod zu diagnostizieren.«

»Wie würden Sie den Tod definieren?«, will ich wissen.
»Das ist eine naturwissenschaftliche Frage, die in einem rechtlichen Rahmenwerk gestellt wird. Das rechtliche Rahmenwerk ist das Transplantationsgesetz und es trifft die Feststellung, dass der Hirntod gleichzusetzen ist mit dem Individualtod«, erklärt der Neurologe und füllt anschließend das Protokoll zur Dokumentation des irreversiblen Funktionsausfalls des Gehirns aus, ehe er es unterschreibt.

Das Datum und die Uhrzeit, die er auf dem Dokument einträgt, sind offiziell die Uhrzeit und das Datum des Todes dieses Patienten. Damit wird der Tod des Gesamthirns mit dem biologischen Tod des Patienten gleichgesetzt, obwohl der Körper des Patienten, dank der künstlichen Beatmung, lebendig ist und weiter lebendig erhalten wird. Das muss so sein, sonst wären die inneren Organe, die dem Patienten entnommen und jemand anderem verpflanzt werden sollten, gar nicht dafür brauchbar.

Als der Neurologe bereits gegangen ist, stehe ich vor dem Bett des hirntoten Patienten und versuche all die Informationen, die mir die beiden Neurologen geliefert haben, mit meiner persönlichen, völlig subjektiven und laienhaften Wahrnehmung zu vereinen. Doch es gelingt mir nicht. Der erste Neurologe sagte, der Patient sei biologisch *nicht tot* und man würde ihn durch eine Beatmungsmaschine *am Leben erhalten,* ohne die er nicht *weiterleben* könnte. Das klingt in meinen Ohren ziemlich widersprüchlich. Liegt es daran, dass die Wörter »Leben« und »lebendig« so oft für die Beschreibung eines Toten verwendet werden? Oder ist es meine Unwissenheit, die mir nicht erlaubt, etwas so Eindeutiges wahrzunehmen? Oder liegt es vielleicht an den Lebenszeichen, die mir der gerade als hirntot diagnostizierte Patient vermittelt und die mit einer Leiche nicht viel gemeinsam haben?

Der Gedanke, dass man ein Arzt sein müsse, um das verstehen zu können, hilft mir vorerst. Jedenfalls ist der Totenschein des Patienten unterschrieben und ab sofort darf der Hirntote offiziell nur noch *als eine Leiche* behandelt werden – als »lebende Leiche«, sagen Transplantationsexperten, als einen »lebenden Patienten«, sagen die meisten Intensivstationskrankenschwestern, weil sie an dem für hirntot Befundenen keine gravierende Veränderung – von seiner Einlieferung ins Spital bis hin zu seinem Transport in den Operationssaal, wo ihm seine vitalen Organe entnommen werden – wahrnehmen können.

Ehe aber der hirntote Patient in den Operationssaal geschickt wird, muss noch (sollte das vorher nicht geschehen sein) kontrolliert werden, ob er überhaupt zum Organspender taugt. Es sind Blutanalysen und Untersuchungen von Lunge, Herz, Leber, Bauchspeicheldrüse, Nieren und den größeren Blutgefäßen erforderlich. Das Blut wird auf tödliche Bakterien und Viren überprüft. Früher galten Drogensüchtige beispielsweise nicht als Organspender. Mittlerweile schauen die Mediziner etwas genauer hin, und bevor sie auf deren wertvolle Organe verzichten, kontrollieren sie jene auf HIV und Hepatitis. Gewisse Krebserkrankungen, besonders die sich zerstreuenden, gelten als Ausschlusskriterien, genauso auch die Hirnhautentzündung, die zu einer letalen Blutvergiftung führen kann. Weiters werden Röntgenaufnahmen gemacht, Ultraschalluntersuchungen und anderes mehr.

Hirntoddiagnostik international

Sowohl in Österreich als auch in Deutschland setzt die Durchführung der Hirntoddiagnostik eine schwere akute primäre oder sekundäre Hirnschädigung bei einem Patienten voraus. Im Vorfeld müssen sämtliche Untersuchungen vorgenommen werden, die die Beeinflussung der Hirntodsymptome durch chemische oder physische Stoffe und Reize ausschließen. Etwa durch den Konsum von Rauschgift oder starken Psychopharmaka kann ein komatöser Zustand ausgelöst werden; dieser wäre aber grundsätzlich behebbar. Die Hirntoddiagnostik muss jedoch beweisen, dass alle Symptome, die der Patient zeigt, durch einen unwiderruflichen Ausfall sämtlicher Hirnfunktionen entstanden und dadurch irreparabel sind. Dann folgen die beiden bereits im Unterkapitel »Feststellung des Hirntodes« beschriebenen voneinander getrennten Untersuchungen durch zwei Neurologen, die durch Ausüben von mechanischen Reizen am Patienten, die chemische Blutanalyse, den Apnoetest und endlich durch den Einsatz eines Elektroenzephalogramms (mit dieser Methode misst man die elektrischen Aktivitäten des Gehirns) den Hirntod des betroffenen Patienten bestätigen oder nicht bestätigen. Wenn aufgrund schwerer Kopfverletzungen oder anderer Umstände der Einsatz des Elektroenzephalogramms nicht möglich ist, muss der Durchblutungsstopp in allen Hirngefäßen festgestellt werden. Dies geschieht durch das Injizieren einer schwach radioaktiven Flüssigkeit ins Gehirn des Patienten und ihre Verfolgung oder durch die Beschallung der Hirnbasisarterien mittels eines sogenannten Dopplers. Einfach gesagt, wenn kein einziges Hirnareal durchblutet wird, fehlt die Sauerstoffversorgung des Gehirns. Kein Sauerstoff, kein Leben – also muss das Gehirn sterben und damit bleiben auch alle seiner Funktionen für immer aus.

Die Hirntoddiagnostik ist in Österreich und Deutschland per Gesetz definiert und in der Praxis zwingend. Dennoch sprechen Kritiker von Fehlern formeller Natur und von Schlampigkeiten. Die »Süddeutsche Zeitung« vom 15. Januar 2015 berichtet etwa über einen

Vorfall in Bremerhaven. Anfang Dezember 2014 soll dort in einem Krankenhaus eine Organentnahme abgebrochen worden sein, nachdem der Bauch der als hirntot diagnostizierten Patientin geöffnet wurde, weil der Apnoetest, ein unverzichtbarer Teil der Hirntoddiagnostik auch in Deutschland, im Vorfeld angeblich nicht korrekt durchgeführt worden war. Offiziell starb die als hirntot diagnostizierte Frau an »Herz-Kreislaufversagen«.[1]

Doch nicht überall auf der Welt ist die Hirntoddiagnostik so komplex und umfangreich wie in Österreich und Deutschland. Nicht einmal in allen europäischen Staaten können wir hier von einem einheitlichen Level sprechen. In Großbritannien wird ein Patient bereits für hirntot erklärt, wenn nur sein Hirnstamm unwiderruflich ausgefallen ist. Das Bewusstsein und der Schmerzsinn eines Menschen haben ihren Sitz aber in der Großhirnrinde. Folglich wird ein als hirntot diagnostizierter Patient im Vereinigten Königreich zur Organentnahme freigegeben, obwohl sein Bewusstseins- und Schmerzsinn vollkommen intakt sein können.

Der Fall des jungen Engländers Steven Thorpe ging medial um die Welt: Der 17-Jährige wird 2008 nach einem Autounfall, u. a. wegen eines schweren Schädel-Hirn-Traumas, in einer Universitätsklinik untergebracht und zwei Tage später als hirntot diagnostiziert. Anschließend fragen die Ärzte seinen Vater, ob er einer Organentnahme bei seinem Sohn zustimmen würde. Der lehnt das ab und verlangt weitere Untersuchungen seines Kindes. Sieben Wochen später verlässt der zuvor als hirntot eingestufte Steven Thorpe das Krankenhaus und darf weiter ein mehr oder weniger normales Leben führen.[2]

2019 beatmeten tschechische Ärzte eine hirntote Schwangere 117 Tage lang, bis sie Mitte August in der 34. Schwangerschaftswoche ihr Baby per Kaiserschnitt auf die Welt bringen konnte. Das Mädchen namens Eliska war bei der Geburt 2,1 Kilogramm schwer und 42 Zentimeter groß. Ihre 27-jährige Mutter erlitt in der 16. Schwangerschaftswoche eine schwere Hirnblutung, die zum Hirntod führte. Nach der erfolgreichen Entbindung des Kindes wurden die lebenserhaltenden Maßnahmen eingestellt und die junge Frau starb anschließend.[3]

In den USA ist die Regelung der Hirntoddiagnostik überhaupt den einzelnen Bundesstaaten überlassen. Nicht selten bezeichnen die österreichischen und deutschen Transplantationsexperten die Hirntoddiagnostik in den Vereinigten Staaten als »wild«, weil die Wartezeit bei einer Organentnahme nach dem Tod durch Herzstillstand trotz gewisser Regeln oft willkürlich verkürzt wird.

Was ist der Hirntod nun wirklich? Stirbt dabei ein »Etwas« oder ein »Jemand«, oder sterben beide zusammen? Eines ist ganz eindeutig: Der Körper eines Menschen lebt, solange er künstlich mit Sauerstoff versorgt wird.

Ist der Hirntote tot?

Die Mediziner bezeichnen den Hirntod als einen »personellen« Tod, weil der Mensch durch einen nicht mehr reparablen Ausfall aller seiner Hirnfunktionen kein Individuum mehr sein könne. Er könne weder denken noch fühlen, noch könne er selbstständig atmen. Dass so ein Mensch sich warm anfühlt, seine Haut rosig und sein Kreislauf noch vorhanden sei, sei nur der Medizintechnik, genauer gesagt dem künstlichen Beatmen durch einen Respirator und weiteren medizinischen Maßnahmen, die seinen Kreislauf und sein Herz am Leben erhalten, geschuldet. Auch nach einem »klassischen« Tod durch Herz- und Kreislaufstillstand sei nicht alles an dem Menschen tot, sagen Mediziner. Und dies trotz der schon lange geltenden Todeszeichen, wie Totenstarre, Totenflecken und Verwesung. Darum stellen die meisten Wissenschaftler den Hirntod als das exakteste Todeskriterium überhaupt dar. Doch die Stimmen ihrer Kritiker werden immer lauter. Sie reichen von hasserfüllten leeren Beschimpfungen bis hin zu einer sachlichen und argumentativen Analyse des Hirntodes als Todeskriterium – ein breites Spektrum. 2008 veröffentlicht der Bioethikrat des US-amerikanischen Präsidenten das »White Paper«, ein Dokument, in dem die Gleichsetzung des Hirntodes eines Menschen mit seinem Tod infrage gestellt wird. Für den Ethikrat des US-Präsidenten ist klar, dass ein als hirntot diagnostizierter Patient »niemals hirnabhängige Funktionen erlangen« würde – weder die selbstständige Atmung noch irgendeine kognitive Aktivität wie Denken oder Fühlen. »Wird der Patient mit lebenserhaltenden Maßnahmen unterstützt, so führt dieser Zustand nicht notwendig zu leiblicher Desintegration oder dem Ausfallen anderer Organsysteme«.[4] »Der Endpunkt des Prozesses, der eintritt, wenn ein Mensch durch eine Verletzung den Verlust bestimmter geistiger Fähigkeiten erleidet, ist, herzzerbrechend wie er ist, nicht der Tod.«[5] »Solange das Blut noch zirkuliert und Nahrung und Sauerstoff nach wie vor die diversen Zellen, Gewebe und Organe mit Kraft versorgen, kann der Körper, in dem diese Prozesse andauern, nicht ein Leichnam genannt werden.«[6]

Ist der Tod eines Menschen das biologische Sterben oder das Sterben des kognitiven Seins, des Denkens und des Menschseins? Ist der Tod ein augenblickliches Ereignis oder ein Prozess? Die Vertreter des Hirntodkriteriums betrachten den als hirntot Diagnostizierten als ein Lebewesen, dessen Existenz als ein lebendiges Individuum für immer erloschen ist. Dessen Gesamtheit, die durch sein Gehirn gewährleistet wird, sei nach seinem irreversiblen Komplettausfall nicht mehr möglich, vielmehr handle es sich nur noch um das Leben seiner einzelnen Körperteile.

Faktum ist, dass weder eine Wissenschaft noch ein einziger Wissenschaftler die innere Welt, das innere Leben eines Menschen restlos begreifen und erklären können. Es ist offensichtlich, dass wir die Frage des menschlichen Ablebens gegenwärtig nicht nur wissenschaftlich beantworten können. Schließlich gehen Hand in Hand mit den empirischen auch die moralisch-ethischen, aber auch die spirituellen Fragen, die nach klaren Antworten verlangen. Was wissen Mediziner über die spirituelle innere Welt eines Sterbenden? Zu dieser Frage gibt mir der Leiter der Transplantationsabteilung am Wiener AKH Auskunft: »Wenn Sie die alten Definitionen des Todes nehmen, wann ein Mensch wirklich tot ist, dann gibt es im 15., 16. Jahrhundert eine sehr gute Analyse, die auch heute noch gültig ist. Sie sagt, erst dann, wenn Totenflecken auftreten bzw. die Totenstarre eintritt und der Leichnam langsam beginnt sich aufzulösen oder wenn der Patient geköpft wird, ist er sicher tot. Das sind die klaren, klassischen Todeszeichen. Ein logischer Punkt ist für mich, wenn man sagt, hier geht es um das Leben nach dem Tod. Das Leben nach dem Tod ist aber etwas, das mit dem Eintreten des Todes beginnt, ob wir das die Seele oder den Astralkörper nennen, oder was man auch immer als solches annimmt. Und das, was übrig bleibt, ist im Endeffekt eine Hülle. Es ist organisches Material, das sich dann mehr oder weniger langsam wieder auflösen wird. Wenn unser Kopf nicht mehr funktioniert, wenn unser Gehirn nicht mehr funktioniert, dann sind wir nicht mehr da. Dann empfinden und spüren wir auch nicht mehr. Dann haben wir auch keine Schmerzen mehr. Aber das Leben nach dem Tod, wenn man an das Leben nach dem Tod glaubt, ist ja nicht zwangsläufig mit der Integrität des Körpers verbunden. Der Körper ist irgendwann ohnedies nicht mehr vorhanden. Sei es, dass man begraben wird, dass man verbrannt wird oder dass man zuerst Organspender ist, dass Organe entnommen werden und der restliche Körper dann begraben oder verbrannt wird. Man kann natürlich mithilfe der Organtransplantation aus dem Tod eines Menschen, der immer tragisch ist, letztendlich auch etwas Positives gewinnen. Nämlich so, dass ein anderer Mensch weiterleben kann. Es stirbt nicht der eine für den anderen, das ist ganz wichtig. Es ist nur das Glück dieses Patienten, der auf das Organ wartet, dass gerade ein Patient stirbt. Und der wäre auch so gestorben.«

Was sagen aber die Religionswissenschaftler, Moraltheologen und Medizinethiker dazu? Ist der als hirntot diagnostizierte Patient tatsächlich tot? Das ist doch eine Frage, der sich bis jetzt unzählige Theologen angenommen haben. Viele von ihnen stehen dem Hirntod als Todeskriterium sehr kritisch und ablehnend gegenüber. Allerdings gibt es genauso viele Religionsvertreter und -wissenschaftler, die das Hirntodkriterium akzeptieren. Der offizielle Vatikan begrüßt die Organspende. Papst Franziskus nennt sie einen »Akt der sozialen Verantwortung« und »Ausdruck der universellen Geschwisterlichkeit, die alle Männer und Frauen miteinander verbindet«. Sein Vorgänger, Papst Benedikt XVI., erkannte in der Bereitschaft zu einer Organspende »einen Akt der Liebe« und besaß bis zu seiner Wahl zum Papst 2005 einen gültigen Organspenderausweis.

Was denken die europäischen Theologen über die Organspende? Dazu habe ich österreichische und deutsche evangelische, katholische und islamische Theologen sowie den ranghöchsten Buddhisten in Österreich befragt. Die meisten von ihnen sind auch gelernte Mediziner.

Evangelischer Theologe und Medizinethiker:
»Das Sterben des Menschen ist ein Prozess. Und der Hirntod ist keine Definition des Todes, sondern ein Kriterium, um festzustellen,

ob jemand schon als tot gelten kann oder nicht. Die christlichen Kirchen sprechen sich heute grundsätzlich für die Organspende nach Eintritt des Todes aus. Das hat natürlich alles seine Geschichte. In der Vergangenheit hätte man auch im Christentum wie in anderen Religionen gesagt, erst bei absolutem Herz- und Kreislaufstillstand, wenn er irreversibel ist, kann man vom Eintritt des Todes sprechen. Heutzutage wird das Hirntodkriterium von den großen christlichen Kirchen als Todeskriterium akzeptiert. Mehrheitlich wird heute in Theologenkreisen die Ansicht vertreten, Hirntote sind Tote. Es gibt allerdings einzelne Theologen oder vielleicht auch einfache Christen, Menschen, die an diesem Kriterium ihre Zweifel haben. Und so hat es in den zurückliegenden Jahrzehnten immer wieder auch Diskussionen darüber gegeben, ob der Hirntod tatsächlich der endgültige Tod des Menschen ist. Es gibt prominentere evangelische Kollegen, die das geltende Hirntodkriterium, das von der Medizin vertreten wird, mit einem Fragezeichen versehen, jetzt nicht unter Berufung auf religiöse Quellen, sondern unter Berufung auf die neuesten Ergebnisse der Neurowissenschaften, und da gibt es dann z. B. folgende Position: Hirntote seien irreversibel Sterbende. Also Sterbende in der allerletzten Phase ihres unwiderruflich verlöschenden Lebens. Man betrachtet sie also als Sterbende und damit als immer noch Lebende. Es gibt kirchliche Orientierungshilfen, die sich auch für die Organspende aussprechen oder dafür werben, dass Menschen freiwillig als Akt der Nächstenliebe Organe spenden sollen. Aber es gibt auch gewichtige Stimmen, die das Hirntodkriterium zumindest infrage stellen.«

Islamischer Theologe:

»Die Grundlage hierzu bildet u. a. ein Wort Gottes im Koran, in dem er sagt: ›Wer auch immer einem Menschen das Leben erhält, ist so, als hätte er der Menschheit das Leben erhalten.‹ Einem Menschen das Leben zu retten, zu erhalten, ist grundsätzlich im Islam gefordert und erstrebenswert. Darum wird die Organspende aus dieser Perspektive grundsätzlich positiv betrachtet. Jedoch gibt es auch noch eine zweite Grundlage, die sagt, dass der Mensch an sich selbst nicht zu Schaden kommen darf, was in diesem Fall bedeutet, dass der Organspender nicht zu Schaden kommen darf. Das basiert u. a. auf einem Prinzip, das von einem Prophetenausspruch abgeleitet wurde: ›Es ist euch untersagt, andere zu schädigen, und es ist euch auch untersagt, euch selbst zu schädigen.‹ Das baut auf dem Grundgedanken auf, dass der Mensch sein Leben nicht selbst besitzt, so wie auch alles andere in der Schöpfung letztendlich Gott allein gehört und es den Menschen nur anvertraut wurde. In diesem Sinne muss der Mensch mit seinem Leben, mit seinem Körper verantwortungsvoll und verantwortungsbewusst umgehen und darf ihm nicht vorsätzlich Schaden zufügen.«

Wie wird eine Organspende nach dem Tod bewertet? Erleidet der Organspender dabei einen Schaden?

»Wenn ein Mensch verstorben ist, erfährt er keinen Schaden durch Organspende. Ob jetzt der Körper mit all seinen Organen verwest oder ob eines seiner Organe weiterverwendet wird, weiterverpflanzt wird und dann noch mehrere Jahre weiterlebt und ihm erst später durch den Tod nachfolgt, das spielt keine Rolle. So ist für den toten Organspender weder Schaden noch Nutzen durch die Organspende entstanden.«

Woher wissen Sie aber, wann der Mensch genau tot ist? Das Sterben ist doch ein Prozess, manchmal sogar ein sehr langer. Verlassen sich die islamischen Gelehrten auf den Hirntod oder eher auf den Tod nach einem Herzstillstand?

»Wenn einem Menschen Organe entnommen werden, bevor er stirbt, bedeutet es für ihn klarerweise einen großen Schaden, Schmerzen, und vielleicht wird dadurch sogar sein Tod herbeigeführt. Theologisch gesehen lebt der Körper zwar nicht weiter. Das, was stirbt, ist der Körper, aber die Seele lebt weiter. Ab dem Zeitpunkt, wo die Seele den Körper verlässt, ist man tot. Konkret, es kommt ein Todesengel, der diese menschliche Seele aus seinem Körper herauszieht.«

Wann findet das statt – nach einem Herzstillstand?

»Offensichtlich nicht oder zumindest häufig nicht, weil oft Menschen wiederbelebt werden können, sowohl nach einem Herz- als auch nach einem Atemstillstand. Und wenn die Seele den Körper bereits verlassen hat, dann wird auch der Körper nicht mehr belebt werden können. Es wird vermutet, dass die Seele in der Regel den Körper zu einem späteren Zeitpunkt verlässt und nicht gleich nach dem Herzstillstand. Die verbreitete Annahme ist, dass mit dem irreversiblen Ausfall sämtlicher Funktionen des Hirnstammes der Tod eintritt und dann die Seele den Körper verlässt. Die meisten islamischen Gutachten sagen, dass es erst nach der Feststellung des irreversiblen Hirntodes zulässig sei, dem menschlichen Körper Organe zu entnehmen.«

Ein ranghoher Buddhist:

»Aus der westlichen Medizin gesehen markiert der Hirntod nur einen bestimmten Punkt im Laufe des Sterbeprozesses. Aus der buddhistischen Perspektive gibt es verschiedene Zugänge. Die Schriften eines tibetischen Meisters, der den Sterbeprozess in acht Schritte eingeteilt hat, sagen, der Hirntod liege im Schritt vier. Ich denke, es ist nicht einfach zu sagen, wo der Moment des Hirntodes im Ablauf des Sterbeprozesses, aus der buddhistischen Perspektive, anzusetzen ist. Aber dieser Zeitpunkt ist sicher nicht der finale Zeitpunkt, wo der Tod abgeschlossen ist.«

Würden Sie einen Hirntoten als einen Toten oder als einen Sterbenden bezeichnen?

»Aus buddhistischer Sicht ist der Hirntote ein Sterbender, weil er sich in einem Sterbeprozess befindet. Auch wenn er für unsere Wahrnehmung schon hinübergegangen ist oder schon tot sein mag, er ist noch nicht wirklich ganz drüben.«

Im Buddhismus ist der Tod der wichtigste Lebensabschnitt, weil wir nach dem Tod wiedergeboren werden und durch die Wiedergeburt leiden müssen, genauso wie auch zuvor durch das Leben hindurch. Die einzige Chance, dieses ewige Leiden loszuwerden, ist durch intensive spirituelle Arbeit die Erleuchtung zu erlangen und dadurch nie mehr wiedergeboren werden zu müssen. Die Organentnahme nach einem festgestellten Hirntod macht diese Lebensaufgabe eines jeden Buddhisten dann offenbar zu einer Art »mission impossible«.

Katholischer Moraltheologe und Mitglied der österreichischen Bioethikkommission:

»Die Kirche muss sich da auf die Medizin verlassen. Wenn die Medizin mir sagt, dass der Patient tot ist, dann kann er aus unserer Sicht explantiert werden. Die einzige Frage, die immer wieder gestellt wurde, auch in Amerika 2008, im ›President's Council‹, in der Bioethikkommission des amerikanischen Präsidenten: Ist der Hirntote wirklich tot? Wenn Sie Hirntote gesehen haben, dann müssen Sie feststellen, das ist ein eigenartiges Phänomen. Wir haben in der Physiologie gelernt, das Herz schlägt unabhängig vom Gehirn, und so auch hier: Das Herz schlägt, aber die Neurologen sagen, das Hirn ist abgestorben. Also lebt jetzt der Patient noch? Denn das Herz schlägt, die Organe sind durchblutet. Es gibt über 30 Körperfunktionen, die noch funktionieren – Schweißabsonderung, Urinproduktion, Frauen können auch Kinder kriegen, hirntote Frauen.«

Das, was Sie erzählen, klingt mehr nach einem Science-Fiction-Film als nach einer wahren medizinischen Geschichte. Zu welchem Schluss sind Sie gekommen? Ist der Hirntote nun tot oder sterbend?

»Da muss man jetzt sehr viel über Physiologie wissen – ich mache es kurz. Eines ist sicher: Wenn das ganze Hirn abgestorben ist, der sogenannte Ganzhirntod, also Großhirn, Mittelhirn, Zwischenhirn, Kleinhirn, Stammhirn, wo vor allen Dingen die Atemreflexe liegen, dann kann das Herz nur so lange schlagen, wie dem Organismus durch die Maschine Sauerstoff zugeführt wird. Wenn ich den Sauerstoff abdrehe, steht auch zwei oder drei Minuten später das Herz still, weil es keinen Sauerstoff mehr kriegt. Also geht es im Grunde um diese zwei Minuten, und insofern hat sich die katholische Kirche geeinigt: Wenn die Neurologen uns sagen, dass der Hirntote wirklich tot ist, dann können wir dem zustimmen. Aber das ist eine immer wieder neu aufflammende Diskussion.«

Was ich wirklich von Ihnen wissen möchte, ist, ob der als hirntot Diagnostizierte im Augenblick der Feststellung seiner Diagnose bereits tot ist oder erst zwei, drei Minuten nachdem seine künstliche Beatmung abgedreht wurde?

»Also, ein Sterbender ist er unter gar keinen Umständen, das ginge gar nicht. Das geht ethisch nicht, aber juristisch geht es schon gar nicht. Dann hätten wir Hunderttausende Menschen in den Tod befördert. Dann hätten wir Sterbende explantiert, das wäre eine Katastrophe. Es gab einen deutschen Chirurgen, der als Pionier der Lebertransplantationen galt. Er hat gesagt: ›Wenn Ihr Neurologen mir nicht sagt, dass der Mensch tot ist, explantiere ich keinen.‹ Den Tod kann man schlecht definieren. Definieren kann man nur etwas, das man von allen Seiten umschreiten kann.«

Den Wissenschaftlern scheint es aber nicht besonders schwergefallen zu sein, den Hirntod als das »absolut sicherste Todeskriterium« zu definieren.

»Aus sich selbst heraus zu leben heißt, der Organismus hat eine innere Dynamik, das Herz schlägt von allein und diese Dynamik des Aus-sich-selbst-Heraus ist bei einem Hirntoten erloschen. Dieser Mensch lebt nur in Anführungsstrichen. Wenn ich die Sauerstoffzufuhr abdrehe, ist es zwei Minuten später aus.«

Mich interessiert aber, was genau in diesen zwei Minuten stattfindet – befindet sich der Patient im Sterbeprozess oder ist er schon gestorben?

»Genau da hängt sehr viel dran. Ich bleibe dabei, juristisch geht es nicht anders, als zu sagen, der Patient ist tot, und philosophisch, theologisch, medizinisch kann ich mich auch mit diesem Hirntodkriterium anfreunden, weil ich sage, aus sich selbst heraus ist kein Leben mehr möglich und damit ist der Patient tot.«

Erklären Sie mir bitte, warum ist dann der Unterschied zwischen einem Hirntoten und einer Leiche so gravierend?

»Sie sprechen hier wirklich einen wunden Punkt an, weil es mit der Begrifflichkeit so schwierig ist. Bei einer Leiche steht das Herz still, der Körper erkaltet, wir haben das ja in der Medizin auch gelernt, Leichenflecken entstehen. Der Hirntote wird, jetzt muss man sich ganz vorsichtig ausdrücken, ich will nicht sagen: ›am Leben erhalten‹, aber sein Herz wird am Schlagen gehalten, damit die Organe durchblutet sind. Die will ich ja dann entnehmen.

Wenn jene zu lange nicht durchblutet sind, ist das nicht gut für die Organexplantation. Das Gesamtintegrationsorgan Gehirn ist erstorben. Durch den Hirntod ist die Integrität des gesamten Organismus zerstört und nur noch partielle Bereiche werden durch die Sauerstoffzufuhr am Laufen gehalten, nämlich das schlagende Herz und die anderen Organe, die ich dann explantiere.«

Die Anästhesie spielt in der Organtransplantation eine entscheidende Rolle. Aber nicht nur bei der Organimplantation und -entnahme bei lebenden Patienten, sondern genauso bei der Organentnahme bei hirntoten Patienten. Als ich einen Chirurgen fragte, wozu ein toter Mensch denn überhaupt noch eine Anästhesie brauche, antwortete er mir: »Schauen Sie, der Patient ist tot. Sie brauchen sich keine Sorgen zu machen, er spürt nichts, er weiß von nichts und hat keine Schmerzen während der Organentnahme. Die Anästhesie ist dazu da, um seine spinalen Reflexe aufzuhalten. Bei einem Hirntoten ist dessen Rückenmark noch aktiv und dort entstehen viele nicht kontrollierbare Reflexe, die uns während der Organentnahme stören könnten. Darum müssen wir den hirntoten Organspender anästhesieren.

»Aber dem Organspender sind sowohl die Arme als auch die Beine an den OP-Tisch festgebunden. Was soll sich da bei einem Toten noch bewegen?«, erwiderte ich.

»Da ist noch viel möglich«, sagte der Chirurg.

Wie wichtig die Anästhesiologie ist, habe ich persönlich als 13-Jähriger erfahren. Ich lag auf dem OP-Tisch und wurde während der OP plötzlich wach. Ich sah die Gesichter der Ärzte, die OP-Beleuchtung und dachte mir, die werken an mir herum. In dieser Sekunde geriet ich in Panik, konnte mich aber nicht bewegen. Das dürfte einem der vermummten Gesichter wohl aufgefallen sein, denn es wandte sich sofort zu mir, erzählte irgendetwas, das ich nicht verstehen konnte, und dann ging das Licht aus. Ich versank wieder in den Tiefschlaf.

Ist ein Hirntoter tatsächlich tot, habe ich einen Anästhesisten, der gleichzeitig auch Transplantationsbeauftragter in Wien ist, gefragt:
»Denken Sie an die Beatmungsmaschine. Früher hat jemand, dessen Atemzentrum nach einer Hirnblutung zerstört war, einfach

nicht mehr geatmet. Er ist sofort verstorben. Heutzutage kommt der Notarzt, unterstützt die Beatmung, der Patient kommt auf eine Schlaganfall- oder Intensivstation und wird weiter beatmet. Dadurch fällt das Nichtatmen als Todeszeichen weg, weil es ersetzt werden kann. Mit der Herz- und Kreislauffunktion ist es ähnlich, man kann heute durch Geräte den Kreislauf aufrechterhalten, obwohl das Herz praktisch nicht mehr selbst dazu in der Lage ist. Deswegen hat sich die Todesdefinition massiv gewandelt.«

Ist der Hirntote tot?

»Wir sehen heute den Tod als ein primär neurologisches Ereignis: Der Mensch ist dann tot, wenn seine Hirnfunktion, die Gesamthirnfunktion, permanent erloschen ist. Deswegen ist für uns Intensivmediziner diese neurologische Befunderhebung extrem wichtig und auch ausschlaggebend für die Prognoseerstellung und für die Todesfeststellung. Wir sagen heute nicht mehr: ›Das Herz schlägt nicht mehr, der Mensch atmet nicht mehr, deswegen ist er tot.‹ Wir sagen heute: ›Die Hirnfunktion, das Bewusstsein ist gestört, die Schmerzempfindung ist gestört, der Mensch kann sich nicht mehr bewegen, er hat keine Schutzreflexe mehr, er kann nicht mehr husten, nicht mehr schlucken und er kann nicht mehr atmen.‹ Das ist auch eine Hirnfunktion und das Ganze hält an, also nicht nur kurzfristig, sondern dauernd. Das ist für uns die Legitimation, einen Menschen für ›tot‹ zu erklären.«

Was ist der Unterschied zwischen einem Komapatienten, der wach werden könnte, und einem Patienten mit Hirntoddiagnose?

»Bei einem Komapatienten sind nicht alle Hirnfunktionen erloschen, vor allem nicht jene, die überlebenswichtig sind. In unseren CT-Bildern können wir auch sehen, ob das Gehirn durchblutet ist oder nicht. Bei einem Komapatienten sind zumindest wichtige Gehirnteile noch durchblutet, bei einem hirntoten Patienten gibt es gar keine Hirndurchblutung mehr. Keiner von diesen Patienten ist jemals wieder aufgewacht. Die Hirntoddiagnose, wenn sie ordnungsgemäß durchgeführt wurde, ist eine zu einhundert Prozent sichere Diagnose. Es gibt keinen Fall in der Literatur, wo ein

Patient wieder aufgewacht wäre, der ordnungsgemäß für hirntot erklärt wurde. In den Medien tauchen manchmal Berichte auf, dass Hirntote wieder aufgewacht wären. Da hat sich aber bis jetzt immer herausgestellt, dass diese Hirntoddiagnose nicht sachgerecht durchgeführt wurde.«

DCD – Organspende nach dem Herzstillstand

In den Anfängen der Organtransplantation wurden Organe ausschließlich Patienten nach einem Herzstillstand entnommen. Erst in den 1980er Jahren wird diese Praxis plötzlich wieder eingeführt und im amerikanischen, aber auch im europäischen Raum verbreitet. 1995 wurde das Maastricht-Protokoll vom First International Workshop »on non-heart-beating-donors« verabschiedet. Dieses Dokument definiert vier Situationen nach einem Herz- und Kreislaufstillstand, in denen eine Organentnahme möglich wäre:

1. Ankunft im Krankenhaus mit Herz-Kreislauf-Stillstand (unkontrollierter Kreislauf- und Herzstillstand)
2. Nicht erfolgreiche Reanimation (unkontrollierter Kreislauf- und Herzstillstand)
3. Erwarteter Herz-Kreislauf-Stillstand nach Abbruch lebenserhaltender Maßnahmen (von den Ärzten ausgelöster und kontrollierter Kreislauf- und Herzstillstand)
4. Herz-Kreislauf-Stillstand bei Patienten nach diagnostiziertem Hirntod (unkontrollierter Kreislauf- und Herzstillstand)

In den Situationen »Nicht erfolgreiche Reanimation« und »Erwarteter Herz-Kreislauf-Stillstand nach Abbruch lebenserhaltender Maßnahmen« sieht das Maastricht-Protokoll eine Phase vor, in welcher der betroffene Patient, nach dem Herz-Kreislauf-Stillstand, zehn Minuten lang von allen medizinischen Geräten getrennt wird und von niemandem behandelt oder berührt werden darf. Einerseits wird kontrolliert, ob der Patient ein Lebenszeichen von sich gibt, andererseits gehen die Mediziner davon aus, dass in den genannten zehn Minuten alle Hirnfunktionen unwiderruflich erloschen sind. Bis zu zehn Prozent aller Organentnahmen, die bei für tot erklärten Personen in Österreich vorgenommen werden, finden nach dem Herz- und Kreislaufstillstand von Patienten statt. Diese Situation in der Organentnahme in den meisten europäischen Ländern, aber auch in den USA und Australien ist als »controlled donation after cardiac death«, kurz DCD bekannt. Die Gesundheit Österreich GmbH (GÖG) gibt im Jahresbericht für 2018 bekannt, dass Organentnahmen im besagten Jahr bei 198 Patientinnen und Patienten, die für tot erklärt worden waren, durchgeführt wurden. 14 von ihnen wurden Organe nach dem »kontrollierten Herz- und Kreislaufstillstand« entnommen, den restlichen 184 nach dem Hirntod.

Ich bitte eine Bauchchirurgin mit viel Transplantationserfahrung, mir die »controlled donation after cardiac death« etwas genauer zu erklären:
»Abgesehen von einer Organspende bei Personen mit Hirntoddiagnostik durch Neurologen gibt es eine weitere Form der Leichenspende bei Patienten oder potenziellen Organspendern, wo das Behandlungsteam keine Chance auf irgendeine Verbesserung sieht – z. B. bei einer ganz schweren Hirnblutung, die nicht behandelt werden kann. Bei einem solchen Patienten kann unter Umständen die klassische Hirntoddiagnostik durch die Neurologen nicht durchgeführt werden. D. h., das Behandlungsteam beschließt, sie machen einen Therapierückzug. Sie wollen nicht mehr weiter den Menschen künstlich am Leben erhalten, weil es keine Möglichkeit mehr gibt, dass es zu irgendeiner Form einer Regeneration kommt. In einem solchen Fall erfolgt die Feststellung der infausten Prognose, also der absoluten Unheilbarkeit durch das Behandlungsteam. Hierbei müssen mindestens zwei Fachärzte mitwirken. In einem solchen Fall, wenn der Therapierückzug beschlossen ist, wird das Transplantationsteam verständigt, dass jetzt geplant ist, zu einem Zeitpunkt X die Maschinen abzudrehen. Dann muss alles relativ schnell gehen. Die Maschinen werden abgedreht, und, wie zu erwarten, kommt es zu einem Herzstillstand. Das kann sofort sein oder auch länger dauern. Wenn dieser Sterbeprozess, bis das Herz endgültig komplett zu schlagen aufhört, relativ lang ist, dann sind die Organe für eine Transplantation nicht geeignet. Wenn dieser Herzstillstand sehr rasch erfolgt, dann heißt es ab dem Zeitpunkt, wo der Herzstillstand dokumentiert ist, nach österreichischem Recht sind es zehn Minuten: »No touch«. Da passiert nichts an dem Verstorbenen – er wird nicht angerührt. Das

ist sozusagen die Sterbezeit oder der Sicherheitszeitrahmen, dass es nicht doch plötzlich noch einmal zu einer Herzaktion kommt. Da darf an dem Verstorbenen nichts manipuliert werden. Nach diesen zehn Minuten kann der Verstorbene in den OP gebracht und eine Organentnahme durchgeführt werden.«

Die Organentnahme bei Patienten nach einem Herz-Kreislauf-Stillstand ist in Deutschland untersagt. Nicht nur, weil die entnommenen Organe durch den langen Sauerstoffmangel eine wesentlich schlechtere Qualität und dadurch kürzere Lebensdauer bei transplantierten Patienten haben. Das deutsche Transplantationsgesetz verbietet auch die Implantation von Organen, die nach einem DCD-Prozedere in einem anderen Land gewonnen wurden, auf deutschem Boden. Die Begründung dafür findet man in der Stellungnahme des Deutschen Ethikrates vom 24. Februar 2015:

»Eine zehnminütige – oder gar noch kürzere – Wartezeit nach Herzstillstand lässt (nach derzeitigen Erkenntnissen) nicht den sicheren Schluss auf das irreversible Erlöschen aller Hirnfunktionen zu, das nach mehrheitlicher Auffassung des Deutschen Ethikrates eine notwendige Voraussetzung für den Eintritt des Todes darstellt. Die standardisierte Hirntoddiagnostik, wie sie in Deutschland durchgeführt wird, verspricht eine wesentlich größere Sicherheit der Aussage, dass tatsächlich alle Formen von Schmerz, Empfindung oder Wahrnehmung beim potenziellen Spender irreversibel erloschen sind. Doch selbst wenn valide Erkenntnisse darüber vorliegen, ab welcher Wartezeit nach Herzstillstand sicher von einem irreversiblen Hirnversagen ausgegangen werden kann, bleiben weitere ethische Bedenken gegenüber der NHBD, insbesondere gegenüber der Praxis eines kontrollierten Herztodes. Sie resultieren aus dem Umstand, dass der Umgang mit (schwerst-) kranken Patienten gezielt auf den Akt der Organentnahme hin ausgerichtet wird. In vielen Fällen werden die Angehörigen in die Entscheidungsfindung einbezogen werden müssen und damit in eine besonders schwierige Situation gebracht. Angehörige können sich genötigt fühlen, einem vorzeitigen Therapieabbruch zuzustimmen. Darüber hinaus aber verlangt die Organentnahme bei Non-Heart-beating-Donors besondere Formen organprotektiver

Maßnahmen, um die Gefahr der nach Herzstillstand ohnehin erfolgenden Beeinträchtigung der Organqualität zu minimieren. Im Unterschied zur Organentnahme nach Hirntod muss die Explantation nach Herz-Kreislauf-Stillstand sehr schnell eingeleitet werden. Dies stellt nicht nur für die Pflegekräfte und das Transplantationsteam, sondern vor allem auch für die Angehörigen eine besondere Belastung dar. Oft bleibt keine Zeit für die angemessene psychologische, emotionale und spirituelle Begleitung.«[7]

Das grundsätzliche Problem bei der »Donation after Cardiac Death« ist die Unkontrollierbarkeit des Sterbeaktes. Brechen die Ärzte die Reanimationsmaßnahmen ab, weil der Patient ohnehin sterben würde, oder stirbt der Patient, weil die rettenden ärztlichen Maßnahmen abgebrochen wurden? Die DCD-Praxis verlangt einen extrem hohen moralischen und fachlichen Standard von den behandelnden Ärzten. Eine hundertprozentige Kontrolle ist hier aus vielen Gründen nicht möglich. Vor allem spielt der Zeitdruck, den das auf »lebendige« und brauchbare Organe angewiesene Transplantationswesen auslöst, eine wichtige Rolle. Was hier auch noch erwähnt werden muss, sind die Angehörigen des betroffenen Patienten. Es ist meist schwer möglich, diese in so kurzer Zeit über die aussichtslose Situation, in der sich der Patient befindet, zu informieren und nach ihrer Zustimmung zu einer Organentnahme zu fragen. Nach dem österreichischen Transplantationsgesetz ist die Organentnahme bei Patienten nach einem Herz-Kreislauf-Stillstand erlaubt, und zwar in allen Kategorien des Maastricht-Protokolls. Bis vor wenigen Jahren wurden bei den »Donations after Cardiac Death« nur die Leber und die Nieren entnommen. In der Zwischenzeit hat sich die Praxis geändert.

Wie die Transplantationsärzte mit all diesen sensiblen Situationen und Fragen umgehen, habe ich den Leiter der Transplantationsabteilung im Wiener AKH gefragt:
»Viele Patienten kommen hier auf die Notfallaufnahme mit einem Herzstillstand aufgrund einer Herzerkrankung, aufgrund von Ertrinken oder irgendeines Unfalles durch Blutverlust und können dann reanimiert werden. Hier können wir die DCD anwenden. Bis vor einigen Jahren war relativ klar, dass das nur Leber und Nieren

sein können, weil das Herz ja stehen bleibt und damit einem massiven Schaden unterworfen ist. Allerdings hat man es in den letzten Jahren geschafft – 2014 ist hier sehr viel Klinisches geschehen –, mit diversen Technologien diese Herzen, nachdem sie aus dem Organspender entfernt worden sind, wieder zum Laufen zu bringen und diese Schädigung wieder rückgängig zu machen. Die No-touch-Zeit ist die Zeit, wo das Herz wirklich aufhört zu arbeiten, bis zu dem Zeitpunkt, wo der Patient zum Organspender ernannt wird und dann die Organentnahme beginnen kann. Das kann nach zwei, fünf oder zehn Minuten sein in den verschiedenen Ländern. Jedes Land hat seine eigene Regelung dazu. Man weiß natürlich, je länger diese Zeit ist, desto eher sind die Organe nachher geschädigt, und das ist einfach die Zeit, in der gefragt wird, ob das Herz sich selbst reanimieren kann. Da ist immer die Angst gewesen, dass möglicherweise – wenn die Organspende beginnt – das Herz doch wieder zu schlagen beginnen könnte, aber man weiß, dass das nach diesen zwei oder drei Minuten nicht mehr infrage kommt.«

Ist der Mensch nur die Summe all seiner Organe?

Was ist der Mensch? Eine Frage, die spätestens seit der Einführung des Hirntodkriteriums und der Organentnahme von hirntoten Menschen in den 1960er-Jahren nicht nur die Philosophen und Theologen unserer pragmatisch gewordenen europäischen Welt beschäftigt. Ist der Mensch nur die Gesamtzahl seiner einzelnen Körperteile, die Summe der Merkmale seiner biologischen Präsenz? Was ist mit seinem Geist und wo bleibt seine Seele? Existieren diese beiden überhaupt? Was passiert mit ihnen nach dem Hirntod? Bedeutet der irreversible Ausfall sämtlicher Hirnfunktionen tatsächlich die absolute Auslöschung einer Existenz, ihrer »Hard- und Software«, um es in der Computersprache auszudrücken?

Katholischer Moraltheologe und Mitglied der österreichischen Bioethikkommission:
»Der Körper ist das Tote, wenn man so will. Die Physik spricht von Körpern, auch der Leichnam ist ein Körper, der zerfällt. Die Seele

ist, aus der alten Philosophie von Aristoteles und Thomas von Aquin kommend, ein inneres Lebendigkeitsprinzip. Die Biologen sagen mir heute, wir wissen nicht, was Leben ist, und die alte Definition von Seele ist ein Prinzip des Lebendigseins, wo sich etwas von innen her entfaltet. Aus christlicher Sicht gibt es die Seele allein nicht, sondern immer nur in der Leib-Seele-Einheit. Mit der alten Philosophie kann man also heute noch versuchen, den Biologen zu sagen, Seele ist das Lebendige. Insofern ist alles durchseelt – auch die Pflanze, das Tier und der Mensch.«

Wo sitzt die menschliche Seele?

»Die Seele ist das Ganze, müsste man sagen, mein Lebendigsein ist meine Seele. Der psychologische Seelenbegriff ist dann viel kleiner, dünner. Das unbewusste Ich, Es, Über-Ich und so weiter. Körper ist das Körperliche, was sich ständig verändert. Gene verändern sich, Epigenetik verändert sich, aber wir sind im selben Leib. D.h., meine Identität bleibt und das nennen wir Leib. Deswegen sprechen wir auch von der leiblichen Auferstehung von den Toten, nicht von der unsterblichen Seele wie beim Platonismus, weil es um meine Identität geht, die sich durch den Tod hindurch erhält und sogar noch verstärkt. Auch der Geist ist im Ganzen, aber er ist hauptsächlich durch das Gehirn repräsentiert. Aber der Geist ist etwas anderes als das Gehirn. Das Gehirn wiegt 1,5 Kilogramm und das Gehirn könnten Sie durch eine Mauer nicht hindurchdrücken, Sie würden es plattmachen. Aber mein Geist, meine Gedanken können in der Sekunde in Australien sein. Der Geist überwindet alle Hürden, der Geist ist nicht an Räume gebunden und dennoch in dieser Welt, so eigenartig das ist, im Gehirn repräsentiert.«

Wann und wie trennen sich der Körper, der Leib, die Seele und der Geist voneinander?

»Früher war das einfacher zu erklären: Wenn das Herz stehen blieb, wich sozusagen das Lebendigkeitsprinzip aus dem Menschen, und der Mensch war tot. Ich habe viele Menschen im Krankenhaus sterben gesehen, und da muss man wieder sagen, ein gerade eben Verstorbener ist anders tot als ein drei Tage alter Toter. Da gibt es so einen langsamen Prozess, wie das so schwindet. Man muss einen Totenschein ausstellen, aber es ist ein Prozess. Deswegen war es auch klug, den Toten drei Tage aufzubahren, auch um Scheintote zu vermeiden. Jetzt haben wir diesen Hirntod dauernd diskutiert. Das muss ich jetzt wieder medizinisch sagen: Das ist schwer, wenn die innerste Integrationseinheit des Organismus, nämlich das Gehirn, was nicht die Seele ist, sondern eine physiologische Integrationseinheit – wenn die erstorben ist, dann ist der Patient tot. Aber er zerfällt noch nicht, weil er durch die Maßnahmen der Intensivmedizin ›am Leben erhalten‹ wird. Wenn der Gesamtorganismus zerbricht, ob jetzt durch den Herztod oder den Hirntod, was ein großer Unterschied ist, wenn das Gesamt-Lebendigsein zerbricht, dann ist das Leben beendet, mit den Unschärfen, die wir jetzt lange besprochen haben.«

Ein ranghoher Buddhist:
»Der Mensch ist sicher mehr als die Summe seiner einzelnen Körperteile, denn da kommt ganz wesentlich der geistige Anteil dazu. Vereinfacht gesagt, der Mensch ist Körper und Geist, die sich gegenseitig bedingen, wo keines ohne den anderen denkbar ist. Im Buddhismus spricht man auch von Anhäufungen. Das ist jetzt, die Summe von Gefühlen, Geistformationen, Bewusstseinsströmen und Körper. Diese Aggregate machen den Menschen aus und die sind in einem ständigen Zusammenspiel, aber auch in einem ständigen Wandel. Was für den Buddhismus auch aussagekräftig ist: Es gibt in dem Zusammenspiel aller dieser Komponenten keinen fixen unveränderlichen Kern, sondern alles ist in einem ständigen und gegenseitigen Wechsel, ständigen Wandel begriffen und nichts davon bleibt unveränderlich oder immer das Gleiche.«

Wann findet die Trennung dieser nichtkörperlichen Anteile des Menschen von den körperlichen statt – und wie?
»Im Falle des Todes trennt sich der geistige Anteil vom körperlichen Anteil und das ist ein langer Prozess. Vor allem im Tibetischen Totenbuch ist das genau beschrieben, wie sich hier in welcher Form und in welcher Zeit die einzelnen Bestandteile vom Körper trennen. In den anderen buddhistischen Traditionen ist es nicht so genau beschrieben, aber alle Traditionen gehen davon

aus, dass das nicht ein einzelner fixer Zeitpunkt ist, sondern ein länger andauernder Prozess. Daher war und ist ist es auch in europäischen Ländern üblich, dass man den Toten nach seinem sogenannten Versterben, wie wir es wahrnehmen, noch eine längere Zeit unberührt liegen lässt. D. h., der genaue Zeitpunkt des Todes ist gar nicht so leicht feststellbar und gar nicht so klar zu definieren. Jedenfalls ist er nicht ident mit dem, was wir in der westlichen Medizin als den Todeszeitpunkt ansehen.«

Die einen buddhistischen Lehren sprechen hier von drei, die anderen von mehreren Tagen, die der Tote nach seinem letzten Atemzug unberührt bleiben sollte. Was bringt das einem Verstorbenen?

»Aus der buddhistischen Perspektive läuft da noch ganz lange ein Prozess, bei dem sich die geistigen Dinge erst langsam von den materiellen Dingen trennen. Es gibt hohe Meister oder Praktizierende, die einen sehr hohen Praxislevel erreicht haben und dadurch faktisch den Sterbeprozess verwenden, um in der Meditation weiter- und, wenn man so will, zur Erleuchtung zu kommen. Dann ist es oft so, dass sich diese Menschen sehr lange in einem Zwischenzustand – zwischen noch nicht verstorben und nicht mehr am Leben sein – befinden, der oft Wochen oder Monate andauern kann. Eine ganz klare Aussage ist hier nicht zu treffen.«

Islamischer Theologe:

»Aus islamischer Perspektive besteht der Mensch nicht nur aus seinem Körper. Der wesentlichere Anteil ist eben die Seele. Der Körper stirbt in diesem Leben und die Seele lebt weiter und wird eben erst dann, am jüngsten Tag, wieder mit einem neuen Körper vereint, wo das ewige Leben, das keinen Tod mehr kennt, beginnt. Der Tod tritt ein, wenn die menschliche Seele den Körper verlässt. Der Körper wird vergehen und die Seele wird weiterleben, aber wann genau dieser Zeitpunkt kommt, ist nicht wirklich messbar und feststellbar.«

Dem Islam nach soll der Leichnam so schnell wie möglich, am besten innerhalb von 24, im schlimmsten Fall von 48 Stunden begraben werden. Wie ist das mit der Organspende vereinbar?

»Es ist natürlich so, dass der Tote so schnell wie möglich seine Totenruhe erfahren sollte und diese auch nicht gestört werden darf. Wenn aber mit seinem Einverständnis Organe entnommen werden, so ist das wegen des höheren Ziels, ein anderes Leben zu retten, zulässig. Es ist natürlich darauf zu achten, dass hier die größtmögliche Pietät zu wahren ist – bei der Organentnahme, beim Verschließen des Körpers – und dass das Begräbnis nicht unnötig hinausgezögert wird.«

Evangelischer Theologe und Medizinethiker:
»Ein Menschenbild, das sagt, der Mensch ist die Summe seiner Organe und nicht mehr, wäre reduktionistisch, und das behaupte ich nicht nur aus Sicht christlicher Theologie oder christlicher Religion. Wir sind mehr als die Summe unserer Gene. Wir sind mehr als die Summe unserer Organe und mehr als die Masse aller Zellen, aus denen unser Körper besteht. Wir haben auch eine seelische Seite, wir haben Geist und Vernunft. Aber das, was wir als Seele und als menschliche Vernunft bezeichnen, ist an unseren Leib gebunden. Mit dem Leib als Träger unserer Persönlichkeit verschwindet auch das, was wir als Seele bezeichnen. Die Kontinuität zwischen dem irdischen Leben und dem ewigen Leben wird allein in Gott gesucht und nicht in einer Seele, die man sich wie eine Art feinstoffliche Substanz vorstellen könnte. Und weil man in der deutschsprachigen Theologie heute sehr oft auf diese Annahme vom ›Ganztod‹ stößt, haben Theologen und auch die Kirchen, jedenfalls die evangelischen Kirchen, mit dem Hirntodkriterium als solchem kein Problem.«

Familienangehörige müssen entscheiden

2018 wurden in Österreich 718 und in Deutschland 3410 Organtransplantationen mit Organen von für tot erklärten Patienten durchgeführt. Bei den meisten von ihnen wurde nach einer Hirnblutung oder einem schweren Schädel-Hirn-Trauma der Hirntod diagnostiziert. Während in der Bundesrepublik Angehörige derjenigen, die keinen »Organspenderausweis« haben, wegen einer Organentnahme gefragt werden müssen, ist dies hierzulande lediglich eine Frage der Pietät. Per Gesetz werden nämlich zunächst alle als Organspender betrachtet. Im Falle einer schweren Gehirnverletzung mit Hirntod als Folge dürfen die Mediziner jeden von uns als Organspender behandeln. Ausgenommen sind nur jene Personen, die sich in das »Widerspruchsregister« eingetragen und damit zu Lebzeiten einer Organentnahme ausdrücklich widersprochen haben.

Als im Februar 2012 die jüngste Schwester einer Ordensschwester bei einem Sturz schwer verletzt wird, werden sie und ihre Familienangehörigen von den Medizinern gebeten, ins Krankenhaus zu kommen. Kurz darauf teilt ihnen ein Arzt mit, dass Maria, so heißt die junge Frau, hirntot sei und die Ärzte nichts mehr für sie tun könnten.

Die Ordensschwester:

>»Da kam die Nachricht, meine Schwester liege auf der Neurochirurgie und ich solle schnell kommen. Ich bin sofort hingefahren. Natürlich auch irgendwo mit Schrecken in den Knochen, aber auch voller Hoffnung, dass es gut wird. Im Krankenhaus erfahre ich dann von den Ärzten, sie sei gestürzt und habe eine schwere Kopfverletzung. Kurzum, sie sei hirntot und man könne nichts mehr für sie machen. Es gebe keine Hoffnung mehr. Das war sehr niederschmetternd. Ich konnte mich überhaupt nicht orientieren, ich fühlte mich hilflos. Innerlich bäumte ich mich gegen diese Situation auf. Ich war fassungslos. Ich war tief erschüttert. Ich spürte diesen Schmerz. Ich weinte, gerade dass ich nicht geschrien habe, und ich konnte überhaupt nicht realisieren, was passiert war.«

Wie alt war Ihre Schwester?

>»Sie war 14 Jahre jünger als ich. Sie war unser Liebling und sie war damals 31 Jahre alt, Mutter von zwei Kindern. Die Kleine war zweieinhalb und die Größere fünf Jahre alt. Wir haben uns im Spital getroffen, die ganze Familie auf der Station, und wir konnten alle zusammen nicht realisieren, was passiert war. Dann kam auch noch die Frage der Organtransplantation. Ich habe mir gedacht, wie soll ich in dieser Situation entscheiden? Ich kenne mich überhaupt nicht aus! Hilfreich war für mich, dass der diensthabende Arzt und auch das dortige Team, von dem wir betreut wurden,

sehr einfühlsam und sensibel mit uns umgegangen sind. Sie haben auch auf unsere Fragen geantwortet, wir haben hilfreiche Informationen bekommen.«

Wie ist das Gespräch weiter verlaufen?
»Wichtig für mich war, dass ich mich nicht unter Druck gefühlt habe. Wir haben Zeit bekommen, uns zu entscheiden. Ganz wichtig war die Zusage des diensthabenden Arztes, in dem Sinn: ›Wenn Sie nicht damit leben können, dann machen wir das nicht.‹ Also, er ist dort auf den Wunsch von uns Angehörigen eingegangen und wichtig dabei war für mich auch, dass ich die Entscheidung nicht allein treffen musste, sondern wir haben sie mit und in der Familie getroffen, in einem, ich weiß es noch, zwei- oder dreistündigen Ringen und offenen Aussprechen miteinander, untereinander. Wir haben uns auch die Frage gestellt: Was ist, wenn wir Nein sagen – und es war alles legitim, auch Nein zu sagen –, wir wollen diese Organtransplantation nicht? Zuerst habe ich gesagt: ›Ich will, dass sie unversehrt bleibt, dass sie so schön bleibt, wie sie ist.‹ Was mir aber geholfen hat, mich doch einem Ja anzunähern, war, dass ich hundertprozentiges Vertrauen in die Ärzteschaft hatte.«

Wie kam es dazu, was haben Ihnen die Ärzte gesagt?
»Die haben mir die Zweifel genommen, dass sie hirntot ist. Wenn ich noch Zweifel gehabt hätte, hätte ich nie zugestimmt. Und dann kam noch der Gedanke: Na, vielleicht gibt es einen anderen Menschen, der auch eine Familie hat, um dessen Leben es jetzt geht, und da habe ich gespürt: Ja, es würde vielleicht einen Sinn machen. Dann kommt der Augenblick, wo einem gesagt wird, man muss endgültig Abschied nehmen, und da sind dann wieder diese Zweifel hochgekommen, Zweifel am Tod, an der Organtransplantation. Und das war so schwer, als ich bei ihr am Bett gesessen bin und ihr die Hand gehalten habe. Das hat sich so warm und lebendig angefühlt. Gleichzeitig habe ich die Information gehabt, sie sei hirntot. Und jetzt endgültig Abschied nehmen – das war so schwer. Es ist so willkürlich, diesen Zeitpunkt zu setzen, denn es ändert sich ja nichts an ihrem Zustand. Die lebenserhaltenden Maßnahmen sind da. Und in unserem Fall war es so, wir haben am Freitag Ab-

schied genommen und sie ist erst am Montag zur OP gekommen. Ja, und ich muss sagen, dass ich jetzt mit dieser Entscheidung im Reinen bin und dass ich auch das Gefühl habe, dass es so gut war. Ich glaube auch, dass wir im Sinne meiner Schwester entschieden haben.«

Woran erkennen Sie das?

»Ich spüre eine innere Ruhe und einen Frieden, und der Gedanke daran ist nicht mehr schmerzlich, sondern vielleicht ein wenig freudig, weil ich dann an den anderen Menschen denke, dem es jetzt gut geht.«

Welche Fragen haben Sie damals einander gestellt, während Sie darüber diskutierten, ob Sie der Organspende Ihrer Schwester zustimmen würden?

»Ja, wir haben zuerst versucht, uns zu orientieren: Was sagt unser christlicher Glaube dazu? Wir sind das erste Mal mit so was konfrontiert worden, und da hat dann einer gesagt: Nein, es ist ein Akt der Nächstenliebe und es ist erlaubt. Natürlich ist dann das Bedürfnis da, sie wirklich unversehrt zu haben. Ich wollte nicht, dass da jemand eingreift.«

Konnten Sie den Sarg noch öffnen, um sich von Ihrer Schwester zu verabschieden?

»Vor dem Begräbnis war es so, dass wir den Sarg nicht mehr öffnen konnten. Die kleine Tochter meiner verstorbenen Schwester ist mit ihren fünf Jahren um den Sarg gewandert, das sehe ich heute noch, und hat geschrien: ›Mama, Mama, ich möchte dich noch sehen!‹ Da war uns damals schon bewusst, dass wir sie nicht mehr sehen können.«

Was hat Ihre Mutter dazu gesagt?

»Meine Mutter hat nicht viel gesagt, sie hat ja meinen Geschwistern und mir vertraut. Sie hat gespürt, dass es im Sinne ihrer Tochter wäre, weil meine Schwester sehr offen und auch immer für die anderen da war.«

Welche Fragen haben Sie damals den Ärzten gestellt?

»Ich glaube, ich habe gefragt, was man dabei entnimmt, wie das ist, ob man sie würdig behandelt, ob das in einer Atmosphäre stattfindet, wo nicht geredet wird. Ich habe halt irgendetwas zusammengestottert und ich weiß nur, dass sie uns gut erklärt haben, dass es sehr fein gemacht wird und sehr würdig.«

Und welche Ängste hatten Sie dabei?

»Ich muss sagen, ich hatte eigentlich überhaupt keine Ängste, sondern ich habe mir das einmal angehört, was da geschehen soll. Ich war mit so was noch nie konfrontiert und ich habe mich nur darauf konzentriert: Macht das jetzt einen Sinn oder nicht? Ich habe an diesen anderen Menschen gedacht, der es braucht, und da habe ich gespürt: Es macht einen Sinn. Danach habe ich keine Angst mehr gehabt. Und auch die Zusage, dass sie würdig behandelt, dass die Operation schön gemacht wird, hat mir geholfen.«

Wie war es für Sie, als Sie an ihrem Bett gewesen sind und sie an der Hand gehalten haben? Da spürt man noch die Wärme, der Körper fühlt sich vollkommen lebendig an, und dann der Gedanke, dass ihr die Organe entnommen werden sollen?

»Ja, ich habe wirklich noch gemeint, sie schläft, und sie war so schön. Es war nur der Kopf eingebunden, sie war sonst unversehrt. Ich habe auch keine Blutspuren gesehen. Ich habe sie so gefühlt und ich wollte sie überhaupt nicht loslassen. Ich hätte da stundenlang sitzen können, warten und hoffen, dass sie wieder aufsteht. Natürlich war dann immer wieder diese Information, ja, sie ist hirntot, das wird nicht mehr heil. Aber ich habe mich einfach an ihr festgeklammert. Ich habe sie gehalten und das andere war nicht so im Vordergrund, sondern nur, bei ihr zu sein, jetzt. Das Loslassen war schwierig. Wir haben nicht viel gesprochen, wir haben uns nur angeschaut und ich habe einfach meine Familie gespürt. Das hat mir Kraft gegeben und ich habe auch gar nicht viel dabei gedacht. Ich konnte sie nur fühlen und spüren. Irgendwann habe ich langsam realisiert: Ich muss sie loslassen, muss sie gehen lassen. Und das war natürlich sehr schmerzlich.«

Inwiefern hat Ihnen dabei Ihr Glaube geholfen?

»Der Glaube hat mir in dem Moment nicht geholfen, sondern eher meine Mutter, die sehr gläubig war. Ich habe sie angeschaut, sie hat still gebetet, manchmal dann wieder lauter. Ich habe mitgebetet und habe dann auch eine Stärke bekommen, aber es war noch dieses Hadern im Vordergrund und erst nach einem langen, inneren Prozess, wesentlich später, habe ich dann angefangen zu glauben, dass sie weiterlebt.«

Wann ist ein Mensch Ihrer Meinung nach tot?

»Also, auch als ihr Körper tot war, war sie für mich nie tot. Ich hatte so eine liebevolle Beziehung zu ihr, eine gegenseitige, und das ist bis heute so geblieben. Ich habe natürlich gespürt, dass etwas abstirbt, auch in mir, weil sie ein Teil von mir war. Sie war mein Liebling und wir haben vieles miteinander immer wieder unternommen, und diese Liebe bleibt und ich weiß, dass diese Entscheidung in ihrem Sinne war. Ich bin mir da ganz sicher, weil auch sie so viel Liebe geschenkt bekommen hat.«

Hatten Sie die Möglichkeit, mit einem Menschen, der ein Organ transplantiert bekommen hatte, zu reden?

»Ja, einmal. Ich erinnere mich, ich war auf einer Palliativstation und ein Angehöriger war zu Besuch da. Wir sind ins Gespräch gekommen und er sagte plötzlich: »Ich bin so dankbar, dass ich eine Spenderniere habe. Es geht mir so gut. Ich bin so dankbar, dass ich leben kann.« Da habe ich mein Herz gespürt, wie es hochgehüpft ist. Das war so schön für mich, diese Nachricht.«

Haben Sie mit Ihren Geschwistern auch später noch darüber geredet?

»Ja, mit meinen Brüdern. Ein Bruder kann es bis heute nicht verkraften.«

Was sagt er?

»Er hat gesagt, bitte erzähl mir nichts davon. Ich halte mich da jetzt raus. Er hat zwar damals zugestimmt, aber für ihn ist es noch immer eine emotionale Geschichte.«

Wenn Sie mir kurz erzählen könnten, wie Ihre Schwester
verunglückt ist?

»Meine Schwester war gerade bei Freunden und sie ist so un-
glücklich über die Stiege gerutscht und dabei gestürzt, dass sie
sich den Hirnstamm schwer verletzt hat. Dann ist die Rettung irgendwie später gekommen. Sie konnte nicht gleich beatmet werden und wurde ins Krankenhaus gebracht. Aber sie war schon
so schwer verletzt, dass sie keine Chance mehr hatte, weiterzuleben.«

Gäbe es noch etwas, das Sie gerne sagen würden, was ich jetzt
ausgelassen habe, Ihnen aber wichtig wäre?

»Ja, mir ist es wichtig, dass die Ärzteschaft weiter so sensibel
bleibt, so feinfühlig, wie ich das erlebt habe, dass die Leute auch
geschult werden, und dass Organentnahmen keine Routine werden, dass das auch in einer Atmosphäre geschieht, die würdevoll
ist. Der Mensch ist ja doch noch ein wenig lebendig. Zwar kann
ich da nicht hineinschauen, aber ich brauche diese Sicherheit
und ich hatte das Glück, dass ich so ein gutes Team erlebt habe,
das mir auch die Sicherheit vermittelt hat, dass es gut gemacht
wird.«

Im März 2020 erzählte mir diese Ordensschwester von einem Erlebnis, das ihr klargemacht habe, wie tief der Schmerz und die Verun-
sicherung noch in ihr säßen, die die Entscheidung, dass ihrer Schwester die Organe entnommen werden durften, ausgelöst hatte. Acht
Jahre nach dieser einschneidenden Erfahrung wurde sie von einem
Ärzteteam um Hilfe gebeten. Eine junge Frau lag bereits zehn Monate
lang bewusstlos und künstlich beatmet auf der Intensivstation. Mehrmals hatten die Ärzte versucht, die Mutter dieser jungen Patientin zu
überzeugen, einer Organentnahme bei ihrer Tochter zuzustimmen.
Doch die verzweifelte Frau war nicht in der Lage, so eine Entscheidung zu treffen. So kamen die Ärzte auf die Idee, die Ordensschwester,
die so eine Entscheidung bereits hatte treffen müssen, zu Hilfe zu
holen:

»Im Dezember 2019 wurde ich per E-Mail von einem Primar N. N.
angefragt, ob ich in einem Klinikum an einem Ethik-Konzil bei

einer jungen Patientin mit einem hypoxischen Hirnschaden teilnehmen könnte. Ich rief daraufhin den Primar N. N. an und fragte, ob nicht mein Kollege dazu besser geeignet wäre. Der Primar, der meine Erzählungen über meine verstorbene Schwester Maria kannte, antwortete mir, dass er mich wegen meiner Erfahrung als einst betroffene Angehörige angeschrieben habe, außerdem hätte ich einen guten Hausverstand.

Ich überlegte und sagte ihm: ›Wenn ich dadurch eine Unterstützung geben kann, gerne.‹

Um mich innerlich auf das Ethik-Konzil einzustimmen, begann ich, im Internet Verschiedenes über hypoxische Hirnschäden zu lesen. Es interessierte mich, ich wollte die Sache aus medizinischer Sicht besser verstehen. Bis dato hatte ich mich geweigert, etwas über Hirnverletzungen zu lesen. Während des Lesens stiegen vor meinen Augen plötzlich dumpfe Bilder aus der Intensivstation des Landeskrankenhauses auf, wo meine verunglückte Schwester Maria vor acht Jahren wegen einer schweren Hirnstammverletzung verstorben war. Ich verspürte innerlich so ähnliche Gefühle der Ohnmacht wie damals.

Ich schob die Gefühle beiseite und sagte mir: ›Diesmal bin ich nicht betroffen. Ich will beim Ethik-Konzil so gut wie möglich meinen Beitrag leisten.‹

Im Klinikum angekommen, besuchte unser neunköpfiges Team zuerst die junge Patientin, die seit Februar 2019 auf der Station lag. Primar N. N. wollte, dass wir sie sehen, damit wir einen Eindruck von ihr bekommen. Ein Arzt sprach die Patientin sehr fein an und versuchte auf verschiedene Weise mit ihr zu kommunizieren. Doch von ihr kam keine Reaktion. Ich schaute die junge, bewusstlose Frau erschrocken und ergriffen zugleich an, hörte zu, wie die Ärzte über sie medizinisch sprachen: ›… reagiert auf nichts, spürt keine Schmerzen, Nahrung über eine Sonde, Mutter der Patientin verzweifelt, kleines Kind zu Hause, Lebensgefährte verschwunden, starke emotionale Belastung für das Pflegeteam‹ und, und, und. Diese Frau und ihre Familie hatten eine große Leidensgeschichte hinter sich.

Während ich auf die Patientin schaute, kam mir laufend der Gedanke: ›Gott sei Dank ist meine Schwester gleich verstorben. Ich könnte da auf die Dauer nicht zuschauen.‹ Zum Abschied streichelte ich der Patientin zärtlich über die Hand, die sich warm anfühlte.

Im Besprechungsraum saß ich neben der Ärztin, die seit Februar 2019 auf dieser Station die Patientin behandelte. Sie saß mit verschränkten Händen da, so als ob sie sich schützen wollte, und kämpfte beim Sprechen mit den Tränen. Erst als ein Arzt sie daraufhin ansprach, gestand sie, dass sie es emotional fast nicht mehr aushalten könne. Ich hielt auch meine Tränen zurück, als der Primar uns die ganze medizinische Sachlage der Patientin erklärte bzw. das weitere Prozedere. Die Ärztin und ein Pfleger berichteten über die verworrene Familiensituation der Patientin und über x Versuche, mit der Mutter zu kommunizieren, was einfach nicht gelungen war. Die Kommunikation zwischen den Ärzten und der Mutter der Patientin war in den letzten Monaten öfters eskaliert, weil sich der gesundheitliche Zustand der Tochter seit Februar stark verschlechtert hatte und die verzweifelte Mutter in einer sehr ambivalenten Gefühlslage ihrer Tochter gegenüber von einem Arzt an den anderen verwiesen worden war. Das war dann die Ursache, dass sie den Ärzten kein Vertrauen mehr schenkte und mit einem Gerichtsverfahren drohte.

Ich erlebte unser ›Beratungsteam‹ ehrlich ringend, sehr feinfühlig, offen für alle Fragen und Möglichkeiten. Ich hörte v. a. sehr aufmerksam zu und versetzte mich dabei in die Rolle der Mutter. Ich fragte mich: Was würde mir, wenn ich die Mutter wäre, helfen? Diese Frage stellte ich auch an die Runde. Ich berichtete aus meiner Erfahrung, dass mir damals das feinfühlige, mitfühlende, gut für mich und meine Familie verständlich medizinisch erklärende, zeitlassende Gespräch mit den Ärzten auf der Intensivstation sehr geholfen hatte. So konnte ich Vertrauen in die Ärzteschaft gewinnen, mir ein genaues Bild von der Situation machen, erfahren, welche nächsten medizinischen Schritte notwendig sein würden, und mich anschließend frei für eine Organtransplantation meiner Schwester entscheiden.

Aus medizinischer Sicht war allen Beteiligten klar, dass die junge Frau keine Überlebenschancen hatte.

Primar N.N., der das Gespräch leitete, sagte, dass es noch vor Weihnachten notwendig wäre, ein zweites Ethik-Konzil mit der

Mutter und dem Bruder der Patientin abzuhalten, um in Ruhe verständlich mit ihnen zu sprechen. Die Ärztin meinte erleichtert, dass sie das organisieren könnte.

Nach dem Konzil wollte ich unbedingt allein zu Fuß nach Hause gehen, um in der frischen Schneeluft ›durchatmen‹ zu können.

Zuerst wollte ich es nicht wahrhaben, doch dann habe ich es mir eingestanden, dass in mir durch die Begegnung mit dem Schicksal dieser jungen Patientin sehr schmerzliche Gefühle im Blick auf meine verstorbene Schwester wachgerufen wurden.

Die Einladung zum zweiten, weiterführenden Ethik-Konzil nahm ich, nach langem inneren Abwägen, aber nicht an. Ich spürte, dass das erste Ethik-Konzil, Ende Dezember, meine emotionalen Grenzen überschritten hatte. Ich schämte mich zuerst meiner ›Schwachheit‹, doch dann stand ich zu meinen Grenzen und sagte es auch offen dem Primarius. Den Ausgang der Sache vertraute ich Gott an.

Im Jänner 2020 bekam ich einen Dank an die Ethikberatung weitergeleitet: ›Ich möchte mich nochmals für eure hervorragende Ethikberatung bedanken, durch euer Engagement und umsichtige Führung der Gespräche konnten wir für die Patientin und die Familie, aber auch für das gesamte Team ein sehr positives Gespräch mit einem guten Ergebnis führen, das von allen mitgetragen werden kann. Richte bitte an alle Teammitglieder unseren herzlichen Dank aus.‹«

Dieses Schreiben der Ordensschwester zeigt mir, wie bemüht die Ärzte sind, Familienangehörige, wenn es sein muss, zu überzeugen und zu überreden, einer Organentnahme zuzustimmen. Es ist aber auch eindeutig, wie schwer es für die Mutter der verunglückten jungen Frau war, den Tod ihrer Tochter zu akzeptieren und einer Organentnahme zuzustimmen. Genauso ist mir bewusst, dass die Ordensschwester acht Jahre nach der Zustimmung zu der Organentnahme bei ihrer Schwester noch immer darunter leidet und offensichtlich noch viele unbeantwortete Fragen mit sich herumschleppt.

Jeder von uns, der gerade den Tod eines Menschen, den er lieb hatte, erlebt hat, weiß, was das für ein Schmerz ist. Ich war zwölf Jahre alt, als eines Sonntags gegen 20 Uhr jemand an unserer Haustür läutete. Meine Eltern, meine Schwester und ich waren gerade nach Hause gekommen und meine Mutter wollte uns etwas zu essen machen. Mein Vater ging aus dem Wohnzimmer hinaus und öffnete die Tür. Ich stand neben ihm, als der Briefträger ihm ein Telegramm in die Hand drückte. »Es sind keine guten Nachrichten«, sagte der Bote, setzte sich auf sein Motorrad und fuhr weg. Während mein Vater das Telegramm las, zitterten seine Hände und sein Gesicht wurde kreidebleich. Noch bevor er sich umdrehen konnte, um zurück ins Wohnzimmer zu gehen, stand plötzlich meine Mutter neben ihm und fragte: »Ist es was Schlimmes?« Ich glaube, sie ahnte es bereits. Mein Vater fing zu weinen an und sagte: »Dein Bruder ist verunglückt.« Meine Mutter wurde bewusstlos und fiel zu Boden. Als sie wieder zu sich kam, fing auch sie an zu weinen. Dann schrie sie vor Schmerzen und das hörte auch dann nicht auf, als sie und mein Vater ins Auto stiegen und wegfuhren, um am nächsten Tag noch rechtzeitig bei der Beerdigung meines Onkels zu sein.

Als mir die Ordensschwester vom Tod und der Organentnahme ihrer Schwester erzählte, musste ich an den Tod meines Onkels und an die Reaktion meiner Mutter denken. Es muss furchtbar schwer sein, in so einem Moment mit der Frage konfrontiert zu werden: »Dürfen wir Ihrem Kind, Ihrem Bruder, Ihrem Vater bitte das Herz herausschneiden?« Noch dazu ist der Hirntote, wenn es keine sichtbaren Verletzungen gibt, äußerlich überhaupt nicht mit einer Leiche zu vergleichen, sondern eher mit einem Schlafenden. Ich habe großen Respekt vor Menschen, die in so einer Situation einen klaren Kopf bewahren und einer Organentnahme zustimmen können. Genauso habe ich Respekt vor Medizinern, die in so einem Augenblick Angehörige von Verstorbenen wegen einer Organentnahme befragen können. Es ist mir klar, dass diese Mediziner für so eine Aufgabe zusätzlich ausgebildet werden müssen, dennoch sind auch sie nur Menschen, die selbst Angehörige haben und Angehörige sind. Wie schaffen sie es tatsächlich im Alltag, wie begegnen sie Menschen, die extrem gestresst sind und gerade die schlimmste Erfahrung ihres Lebens machen müssen? Das ist der Berufsalltag des Wiener Anästhesisten und Transplantationsbeauftragten:

»Falls in der Intensivstation, wo ich arbeite, ein Mensch verstirbt und er aus medizinischer Sicht für eine Organspende nach dem

Tode geeignet ist, informieren wir die Verwandten über dieses Vorhaben. Das sind sehr ernste und intensive Gespräche, wo den Angehörigen mitgeteilt wird, dass der Sterbevorgang schon begonnen hat und ihr Angehöriger versterben wird, und dass es die Möglichkeit gibt, dass dieser Angehörige nach dem Tode Organspender wird oder seine Organe entnommen werden können. Im Großteil der Fälle wird das akzeptiert und viele Angehörige teilen mir mit, dass sie das als sinnvoll und gut empfinden. Manche sind aber dagegen und sagen, dass der betroffene Verwandte vor seinem Tode sich dagegen geäußert hat, obwohl er sich jetzt z. B. nicht ins Widerspruchsregister eingetragen hat. Diese Quasi-Willensbekundung, die uns von den Angehörigen mündlich übebracht wird, akzeptieren wir, und in so einem Fall werden keine Organe entnommen.«

Was machen Sie dann, wenn ein Familienangehöriger sagt, er akzeptiere die Organentnahme nicht oder sein Verwandter habe sich zu Lebzeiten gegen die Organentnahme geäußert?

»Im Organtransplantationsgesetz steht wörtlich drinnen, die Organentnahme ist erlaubt von Toten, nach ärztlicher Todesfeststellung, sofern der Betroffene zu Lebzeiten nicht widersprochen hat. Es ist nicht dezidiert gesetzlich geregelt, wie dieser Widerspruch ausschauen muss. Wir empfehlen nur, falls wir gefragt werden: ›Wenn Sie widersprechen wollen, tragen Sie sich ins Widerspruchsregister ein.‹ Das ist die sicherste Art, sich als Nicht-Organspender zu deklarieren, denn wir müssen vor der Organentnahme immer das Widerspruchsregister abrufen. Das ist eine hundertprozentige Absicherung, dass nach dem eigenen Tod keine Organentnahme stattfinden kann.«

Wie gehen Sie im Gespräch mit Angehörigen vor?

»Für die Gespräche mit Familienangehörigen machen wir meistens einen Termin aus. Wir sind hauptsächlich zu zweit dabei, z. B. ein Mitarbeiter aus dem Pflegeteam und ein Mitarbeiter vom ärztlichen Team. Wir versuchen alle Angehörigen, die Interesse an diesen Gesprächen haben, miteinzubinden, und wir gehen schrittweise vor. Am Anfang steht immer die Übermittlung der Todesnachricht. Wir erklären den Angehörigen, dass der Sterbeprozess begonnen hat, dass der betroffene Patient versterben wird, und erst nach Akzeptanz dieser Todesnachricht versuchen wir die Organspende per se anzusprechen.«

Wie erklären Sie den Familienangehörigen, dass der Betroffene bereits tot ist, obwohl der Hirntote nicht wie ein gewöhnlicher Toter aussieht?

»Die Angehörigen haben den Patienten gesehen. Der liegt reglos da. Er hat meistens eine schwere Hirnschädigung erlitten. Er ist tief bewusstlos, er rührt sich nicht, er reagiert v. a. nicht auf Reize von außen, nicht auf Ansprache, auch nicht auf Berührung von seinen Familienangehörigen, und er wird in aller Regel künstlich beatmet, weil die Hirnschädigung in den allermeisten Fällen so schwerwiegend ist, dass diese Menschen nicht mehr in der Lage sind, selbst zu atmen. Sie können nur durch künstliche Beatmung am Leben erhalten werden, durch Beatmungsmaschinen, sind also nur auf der Intensivstation quasi überhaupt noch fähig zu leben, im Sinne von: Es ist noch ein Kreislauf da, es kommt noch Sauerstoff in den Organismus, deswegen schlägt das Herz noch. Das ist eine sehr künstliche Art zu sterben, das gab es vor dem Zweiten Weltkrieg gar nicht, da gab es nämlich noch keine Intensivstationen und keine Beatmungsmaschinen. Heutzutage schaut das Sterben anders aus als früher. Früher war man tot, wenn man nicht mehr geatmet hat. Dann hat das Herz zu schlagen aufgehört und man war tot. Das kennen alle Menschen. Jetzt wird man auf einer Intensivstation beatmet. Deswegen schlägt das Herz weiter. Das Herz ist ja selbstständig, autonom. Solange Sauerstoff ins Blut kommt, schlägt das Herz, und das Gehirn funktioniert aber nicht mehr. Und wir sprechen meistens mit den Angehörigen über diese Hirnfunktionen und es ist nach meiner Erfahrung für die allermeisten Menschen verständlich, dass ein Mensch kein Mensch, kein Individuum mehr ist, wenn keine Hirnfunktion mehr vorhanden ist. Man kann sich nicht mehr äußern, man kann nicht sprechen, man fühlt nichts, man kann nicht aktiv an seiner Umwelt teilnehmen. Man ist völlig fremdbestimmt und völlig abhängig. Und das verstehen die meisten Menschen.«

Und wie gehen Familienangehörige mit diesen Informationen um?

»Wenn man sie fragt, was denn ihre Einschätzung sei, ob dieser Zustand akzeptabel sei für die Betroffenen, sagen die meisten Nein. Ganz eindeutig, die allermeisten sagen Nein, das hätte der Betroffene nicht gewollt. Dann wird meistens ein Konsens hergestellt, dass man irgendwann das Beatmungsgerät abstellt. Dann hört auch das Herz auf zu schlagen und dann machen wir eine Todeserklärung. Eine Todesfeststellung.«

Wie begründen Familienangehörige, die mit einer Organentnahme nicht einverstanden sind, ihre Entscheidung?

»Es gibt natürlich die Angst, dass wir Ärzte Organe haben wollen und deswegen eine Behandlung frühzeitig abbrechen, obwohl es vielleicht theoretisch noch eine Überlebenschance gäbe. Das ist eine Angst, die manchmal geäußert wird. Dann gibt es die Angst, dass Organe in Menschen transplantiert werden, wo man nicht damit einverstanden wäre – z. B. eine Lebertransplantation für einen alkoholkranken Menschen. Diese Angst habe ich schon öfter geäußert gehört von Angehörigen. Ja, und dann gibt es natürlich Menschen, die haben kein Vertrauen in unser Gesundheitssystem und haben Ängste, dass vielleicht Organhandel betrieben wird. Also, alles gibt es an Ängsten, was man sich so vorstellen kann.«

Wie begründbar sind diese Ängste?

»Fachlich begründbar sind sie nicht, aber Ängste sind eben nicht begründbar, es sind Ängste. Es betrifft oft Menschen, die z. B. mit Migrationshintergrund zu uns gekommen sind, wo Angehörige versterben, die einfach unser Gesundheitssystem noch nicht so gut kennen und kein großes Vertrauen haben. Es gibt eine große serbokroatische Gemeinde in Österreich und hier gab es Organraub während des Balkankrieges. Da ist die Angst, dass wir die Organe verkaufen könnten, im kollektiven Gedächtnis noch sehr präsent, und da wurde ich schon öfter darauf angesprochen.«

Bei den Familienangehörigen, die ich befragen durfte, lösten sowohl die Frage der Transplantationsexperten, ob sie einer Organentnahme bei ihren Angehörigen zustimmen würden, als auch die darauf folgende Auseinandersetzung mit der gestellten Frage einen emotionalen Ausnahmezustand aus, mit dem sie bis heute nicht fertigwurden. Was meinen Theologen dazu, wie sich die Frage einer Organspende bei Angehörigen auswirkt? Ist so eine Konfrontation überhaupt zumutbar?

Katholischer Theologe und Mitglied des Deutschen Ethikrates:
»Natürlich ist das eine schwere Aufgabe, sich darüber Gedanken zu machen, wie der Verstorbene wohl selbst entschieden hätte, oder, wenn man das nicht ermitteln kann, dann an seiner Stelle selbst eine Entscheidung zu fällen. Das ist nicht leicht, aber auf der anderen Seite, wenn man solche Fragen verdrängt, ist das ja auch keine wirklich tragfähige Lösung. Wenn man sagen würde, man möchte den Angehörigen das ersparen, man konfrontiert sie einfach damit, indem man sagt: ›Wir haben die Organe entnommen oder wir wollen sie entnehmen, bitte verhaltet euch dazu!‹ – das ist auch nicht einfacher für sie, dann werden vielleicht Fragen im Nachhinein aufkommen. Ich glaube, dass es zwar schwierig ist, sich Gedanken darüber zu machen, ob man ein Organ oder Organe freigibt. Gerade unter dem zeitlichen Druck, dass man die Todesnachricht erhalten hat und dann auch noch diese Entscheidung fällen soll, ist das schwierig, aber andererseits kann das auch ein erster Schritt zur Annahme des Todes sein, zur Verarbeitung des Todes. Angehörige berichten auch, dass sie in dieser Not und Trauer das auch als tröstlich empfunden haben, dass sie durch ihre Entscheidung dazu beitragen konnten, dass ein anderer Mensch weiterleben kann, dass das auch entlastend wirken kann.«

Was könnte in dieser Situation einem Christen helfen, sich jener Frage etwas leichter zu stellen?
»Die Möglichkeit, dass ich einem anderen Menschen, der in einer sehr, sehr schwierigen Lebenssituation ist, der mit dem nahen Todesschicksal sich auseinandersetzen muss, die Gesundheit wieder schenken und dass er sich wieder in seinen normalen Lebensrhythmus zurückbegeben kann. Das ist für einen fremden Mitmenschen ein sehr, sehr hohes Gut, und sich in ihn hineinzuver-

setzen, ist eine Möglichkeit der Nächstenliebe. Das kann natürlich nicht die Trauer über den Tod des Verstorbenen ersetzen, aber es kann sie doch mildern. Weil dann gleichzeitig eine Perspektive, die nach vorne gerichtet ist, eine Lebensperspektive sich in die Trauer mischt, und das kann ein großer Trost sein.«

Evangelischer Theologe und Medizinethiker:
»Das Angehörigengespräch über die mögliche Organentnahme ist immer eine Extremsituation. Wenn Angehörige genau wissen, was der tatsächliche oder doch mutmaßliche Wille ihres frisch verstorbenen Angehörigen ist, wird das Gespräch leichter zu führen sein, als wenn man darüber zu Lebzeiten nie ein Gespräch geführt und das Gefühl hat, ich bin jetzt damit alleine gelassen, eine solche Entscheidung treffen zu müssen. Und da vielleicht bewusst oder unbewusst das Gefühl entsteht, ich habe jetzt letztlich über Leben und Tod entschieden. Wenn man sich eben nicht ganz sicher ist, ob man wirklich den Hirntod als Todeskriterium akzeptieren kann.«

Es muss wahrlich ein extremer Konflikt für Angehörige sein, in einerSituation, in der sie zum ersten Mal einen als hirntot diagnostizierten Menschen vor sich haben, zu begreifen, dass er tatsächlich tot ist, obwohl er nicht wie ein Toter aussieht, und ihn gleichzeitig zur Organentnahme freizugeben. Ist so eine Belastung wirklich zumutbar?
»Wenn Sie mit Medizinern oder auch Pflegepersonen, OP-Personen sprechen, werden sie Ihnen sagen: ›Ja, wir akzeptieren das und der Hirntod ist eben der Tod des Menschen.‹ D.h., mit dem Kopf sage ich mir, dieser Mensch ist jetzt tot, obwohl noch die Gesichtshaut durchblutet ist, obwohl das Herz noch schlägt, die Atemfunktion noch da ist, nicht selbstständig, aber jedenfalls der Brustkorb hebt und senkt sich noch. Ich soll aber jetzt diesen Menschen entgegen allem, was ich so im Augenschein habe, als tot betrachten oder sagen: ›Ja, ich will ihn jetzt so betrachten.‹ Da muss man von einer kognitiven Dissonanz sprechen. Um wie viel schwieriger ist das für Angehörige, die jetzt kein Fachwissen haben, und ich behaupte, selbst für Angehörige, die vielleicht sogar aus einem Ge-

sundheitsberuf kommen, wenn das eben nicht Patient XY, sondern meine Ehefrau, mein Sohn, meine Mutter, meine Schwester ist. Diese emotionale Dissonanz ist da ganz groß und da kann z. B. bei Angehörigen das Gefühl entstehen, ich entscheide jetzt nicht nur, soll ein Organ entnommen werden oder nicht, sondern mit der Zustimmung zur Organentnahme entscheide ich eigentlich, dass dieser Mensch dem Tod ausgeliefert wird, um nicht zu sagen, ich habe ihn vielleicht sogar damit umgebracht. Also, habe ich mich da jetzt schuldig gemacht?

Nun werden Mediziner wieder sofort sagen, diese Sorge muss man gar nicht haben. Aber mir geht es jetzt nicht darum, ob das medizinisch richtig ist oder nicht, sondern was diese Menschen empfinden. Man muss das doch als Problem ernst nehmen und nicht nur einfach sagen: ›Uns geht es darum, möglichst viele Organe zu kriegen.‹ Wir müssen uns auch diese Seite anschauen. Auch das gehört zu einer ethischen Reflexion dazu – wie geht ein Mensch damit um? Da werden Menschen erstmals überhaupt mit der Nachricht, ihr Mann, ihre Frau, ihr Kind ist tot, konfrontiert. So eine Nachricht muss man erst verarbeiten dürfen. Hier muss der Betroffene sich aber gleich fragen: Wieso tot? Er bewegt sich zwar nicht, aber es sind doch noch Körperfunktionen da. Jetzt kommt aber gleich noch die Frage von den Ärzten: Organe entnehmen – ja oder nein?«

Sterbebegleitung eines Organspenders

Die Organentnahme bei hirntoten Patienten macht den Abschied der Angehörigen von ihnen unmöglich. Offenbar durfte keiner der Angehörigen, mit denen ich reden konnte, den Hirntoten nach der Organentnahme sehen. Ausnahmslos alle mussten sich von ihrem nahen Verwandten vor dem operativen Eingriff verabschieden. Genau das aber macht den Abschied besonders schwer, weil der als hirntot diagnostizierte Patient kein Bild eines Toten, einer Leiche abgibt. Obwohl Familienangehörige einer Organspende zugestimmt haben, bleiben sie nach wie vor unsicher, ob der Hirntote wirklich tot war. In einer absoluten emotionalen Ausnahmesituation – manche sprechen von einem Schockzustand – bleiben viele Angehörige hin- und hergerissen und leiden noch lange danach.

Die Trauerarbeit beginnt am Totenbett unserer Angehörigen und nicht beim geschlossenen Sarg oder angesichts einer Urne am Friedhof. Das »entseelte« und eingefallene Gesicht, die gelbliche, graue oder farblose Haut, der kalte und versteinerte Körper des Toten sind unmissverständliche Merkmale, dass jemand, den wir lieben, der uns wichtig ist und ganz nahesteht, dabei ist, für immer von uns zu gehen. Diese Erkenntnis ist furchtbar endgültig und zwingend und lässt uns keine Chance, an dem Tod des Angehörigen zu zweifeln. Die seelischen, aber auch die körperlichen Schmerzen, die wir dabei verspüren, sind nichts anderes als die Begleiterscheinungen der stattfindenden Trennung.

Was meinen die Theologen dazu?

Evangelischer Theologe und Medizinethiker:
»Wir müssen uns auch klarmachen, die Organentnahme bei vorausgesetztem Hirntod bedeutet einen massiven Eingriff. Vielleicht nicht in den Prozess des Sterbens, wenn man denkt, Hirntote sind tot. Es bedeutet aber auch einen massiven Eingriff in den Prozess des Abschiednehmens für Hinterbliebene, den Prozess des Trauerns. Denn es ist klar, da muss ein Patient oder jetzt gerade Verstorbener erst mal aus dem Raum rausgeschoben werden. Er kommt in den OP. Dann werden die Organe entnommen. Dann geschieht die Trauerarbeit, als ob die Organe nicht entnommen wären. Das alles sind Dinge, die sprechen für mich nicht grundsätzlich gegen die Organentnahme und auch nicht gegen die Transplantationsmedizin, aber das ist der Preis, den man dafür zahlen muss. Man kann alles machen, aber wir sollten darüber nachdenken und wir sollten darüber reden.«

Katholischer Theologe und Mitglied des Deutschen Ethikrates:
»Ich glaube, es ist ganz wichtig, dass man sich verabschieden kann. Dass man auch Dinge ansprechen kann, die vielleicht ungeklärt sind oder noch im Raum stehen. Oft sind natürlich die Patienten nicht mehr so bei Bewusstsein, dass sie es mitbekommen. Trotz-

dem kann man noch sagen und das ist, glaube ich, ganz wichtig, die Patienten kriegen es vielleicht auf einer Ebene mit, die wir gar nicht nachvollziehen können oder kennen. Dieser Verabschiedungsprozess ist ganz wichtig – für Erwachsene, aber vor allem auch für Kinder.«

RECHTLICHE RAHMEN-BEDINGUNGEN FÜR DIE TRANSPLANTATION

Österreich

Organe, die heute transplantiert werden, sind das Herz, die Lunge, die Leber, die Niere, die Bauchspeicheldrüse sowie der Darm. Der Darm wird nur ab und an transplantiert, da Erkrankungen des Darms, die zur kompletten Entfernung dieses Organs führen, relativ selten sind. Dazu kommen auch Hände, Arme sowie ganze Gesichter. Am häufigsten wird die Niere transplantiert, weil chronische Nierenerkrankungen, die eine regelmäßige Blutwäsche erfordern, am meisten verbreitet sind.

Die rechtlichen Rahmenbedingungen für die Organspende und -transplantation in Österreich sind im Transplantationsgesetz vom Dezember 2012 definiert. Die rechtliche Basis dieses Regelwerks wurde aus dem Kranken- und Kuranstaltengesetz von 1982 übernommen und ergänzt. Das Bundesgesetz über die Transplantation von menschlichen Organen, so der genaue Wortlaut dieser Bestimmung, definiert die Organentnahme »von Verstorbenen« wie folgt:

»Es ist zulässig, Verstorbenen einzelne Organe zu entnehmen, um durch deren Transplantation das Leben eines anderen Menschen zu retten oder dessen Gesundheit wiederherzustellen. Die Beurteilung und Auswahl der Organe haben entsprechend dem Stand der medizinischen Wissenschaft zu erfolgen.«[8]

Das österreichische Transplantationsgesetz sieht vor, dass jeder Mensch, der sich auf österreichischem Boden aufhält, als »freiwilliger« Organspender zu betrachten und zu behandeln ist, solange er dieser Regelung nicht ausdrücklich widersprochen hat. Damit gehört Österreich zu jenen Ländern, die die sogenannte Widerspruchslösung als Grundregelung der Organtransplantation haben. Das erklärt der Gesetzgeber im Paragraf 5 (1), Abschnitt 3.:

»Die Entnahme ist unzulässig, wenn den Ärztinnen/Ärzten eine Erklärung vorliegt, mit der die/der Verstorbene oder, vor deren/dessen Tod, ihr/sein gesetzlicher Vertreter eine Organspende ausdrücklich abgelehnt hat. Eine Erklärung liegt auch vor, wenn sie in dem bei der Gesundheit Österreich GmbH geführten Widerspruchsregister eingetragen ist.«

Und weiter im 3. Abschnitt des Transplantationsgesetzes im Paragraf 6 (1) wird die Rolle des sogenannten Widerspruchsregisters erläutert:
»Das durch die Gesundheit Österreich GmbH geführte Widerspruchsregister (§ 5 Abs. 1) dient dem Zweck, auf Verlangen von Personen, die eine Organspende ausdrücklich ablehnen, den Widerspruch gesichert zu dokumentieren, um eine Organentnahme wirksam zu verhindern.«

Weiter in Abschnitt 3, § 7 (1) wird geregelt, wann ein Transplantationsmediziner einen potenziellen Organspender zur Organentnahme weiterleiten darf:
»Jede Entnahmeeinheit ist verpflichtet, vor einer Entnahme von Organen bei Verstorbenen durch eine Anfrage bei der Gesundheit Österreich GmbH sicherzustellen, dass keine Eintragung eines Widerspruchs im Widerspruchsregister vorliegt.«

Zum Schutz der potenziellen Organspender legt das Gesetz besonderen Wert auf die Unabhängigkeit der den Hirntod diagnostizierenden Ärzte von Organentnahme- bzw. Organimplantationsteams. So soll vermieden werden, dass zuständige Ärzte im Sinne der auf ein Organ Wartenden handeln und aufgrund der persönlichen und nicht der medizinischen Fakten jemanden als tot diagnostizieren:
»Die Entnahme darf erst durchgeführt werden, wenn eine/ein zur selbständigen Berufsausübung berechtigte/berechtigter Ärztin/Arzt den eingetretenen Tod festgestellt hat. Diese Ärztin/Dieser Arzt darf weder die Entnahme noch die Transplantation durchführen. Sie/Er darf an diesen Eingriffen auch sonst nicht beteiligt oder durch sie betroffen sein.«[9]

Sowohl in Österreich als auch in Deutschland ist der Hirntod erst dann eingetreten, »wenn die Gesamtfunktionen des Großhirns, des Kleinhirns und des Hirnstammes irreversibel erloschen sind. Nach dem aktuellen Stand der medizinischen Wissenschaft wird der Hirntod mit dem Individualtod eines Menschen gleichgesetzt. Ethik und Gesetz folgen dieser Definition«, schreibt Österreichs digitales Amt auf seiner Internetseite.[10]

Das österreichische Transplantationsgesetz wurde nach Einbringung durch das Bundesministerium für Gesundheit im November 2012 im Nationalrat einstimmig beschlossen. Interessanterweise nahmen sich nur einige wenige heimische Medien des Themas »Transplantation und Organspende 2012« an. Dabei wird hauptsächlich über die Skandale im deutschen Transplantationswesen oder über den Hirntod als Todeskriterium geschrieben. Es kommen noch ein paar Berichte über die Organspende anlässlich des Tages der Organspende vor. Keinen einzigen Bericht habe ich gefunden, der 2012 über die Absichten der österreichischen Regierung, ein neues Gesetz verabschieden zu wollen, informiert, und schon gar keine Spur einer öffentlichen Diskussion über eine so wichtige Frage, die jeden von uns betrifft. Dabei kollidiert das neue österreichische Transplantationsgesetz mit dem Selbstbestimmungsrecht, mit dem Unversehrtheitsrecht sowie mit dem Patientenrecht direkt und unmissverständlich. Genau diese Rechte waren das gesamte Jahr 2019 bis Jänner 2020 ein wichtiges und ständig präsentes Thema in sämtlichen deutschen Medien. Genau diese drei Rechte ließen den aktuellen deutschen Gesundheitsminister mit seiner Absicht, ein dem österreichischen ähnliches Transplantationsgesetz zu verabschieden, gänzlich scheitern. Ich bin mir ziemlich sicher, dass uns Österreichern die Menschenrechte nicht egal sind. Es gibt zwei Fragen, die ich mir dabei stellen kann: Sind wir uns unserer Rechte bewusst? Und wussten wir überhaupt, dass so ein Gesetz zur Debatte stand?

Im Gegensatz zur Bundesrepublik sind die Grundrechte in Österreich im Verfassungsrecht nicht in einer einzelnen Bestimmung katalogisiert, sondern verstreut angeführt. Einige von ihnen sind nicht einmal genau definiert.

»Das Wort ›Grundrecht‹ wird dabei selten verwendet. Beispielsweise spricht das österreichische Bundes-Verfassungsgesetz von ›verfassungsgesetzlich gewährleisteten Rechten‹, das Staatsgrundgesetz von ›allgemeinen Rechten‹. (…) Mehrere verfassungsgesetzlich gewährleistete Rechte in den einzelnen Gesetzen überschneiden sich teilweise in ihrem Schutzbereich (beispielsweise: Recht auf Achtung des Privat- und Familienlebens Art 8 EMRK mit Grundrecht auf Datenschutz und Schutz des Briefgeheimnisses und Schutz des Fernmeldegeheimnisses aus dem StGG) oder kommen terminologisch überhaupt doppelt vor (beispielsweise: Freiheit der Meinungsäußerung: Art 13 StGG und Art 10 EMRK; Vereins- und Versammlungsfreiheit: Art 12 StGG und Art 11 EMRK) – beide durch Übernahme der gesamten Europa-Menschenrechtskonvention und Erhebung in den Verfassungsrang.«[11]

Zu ihrem Recht auf Unversehrtheit können Österreicherinnen und Österreicher erst kommen, wenn sie sich auf die Charta der Grundrechte der Europäischen Union berufen, weil dieses Gesetz, soweit mir bekannt ist, im österreichischen Recht nicht vorhanden ist. Dabei ist das Recht auf körperliche und geistige Unversehrtheit in der Frage der Organspende entscheidend. Dieses Recht lautet in der EU-Charta:

Formularbeginn
Jeder Mensch hat das Recht auf körperliche und geistige Unversehrtheit.
Im Rahmen der Medizin und der Biologie muss insbesondere Folgendes beachtet werden:
a) die freie Einwilligung des Betroffenen nach vorheriger Aufklärung entsprechend den gesetzlich festgelegten Einzelheiten,
b) das Verbot eugenischer Praktiken, insbesondere derjenigen, welche die Selektion von Menschen zum Ziel haben,
c) das Verbot, den menschlichen Körper und Teile davon als solche zur Erzielung von Gewinnen zu nutzen,
d) das Verbot des reproduktiven Klonens von Menschen.

Text:
In seinem Urteil vom 9. Oktober 2001 in der Rechtssache C-377/98, Niederlande gegen Europäisches Parlament und Rat, Slg. 2001, I-7079, Randnrn. 70, 78, 79 und 80, bestätigte der Gerichtshof, dass

das Grundrecht auf Unversehrtheit Teil des Unionsrechts ist und im Bereich der Medizin und der Biologie die freie Einwilligung des Spenders und des Empfängers nach vorheriger Aufklärung umfasst (...)[12]

Das österreichische Patientenrecht, konkret der Teil bezüglich Selbstbestimmung und Information, verlangt unmissverständlich, dass Patientinnen und Patienten ausschließlich nach eigener Zustimmung behandelt werden dürfen. Wenn sie dazu nicht in der Lage sind, müssen ihre Vertreter für sie entscheiden:

»Patientinnen und Patienten haben das Recht, im Vorhinein über mögliche Diagnose- und Behandlungsarten sowie deren Risiken und Folgen aufgeklärt zu werden. Sie haben auch das Recht auf Aufklärung über ihren Gesundheitszustand sowie über ihre erforderliche Mitwirkung bei der Behandlung und über eine therapieunterstützende Lebensführung. Patientinnen und Patienten sind im Vorhinein über die sie voraussichtlich treffenden Kosten zu informieren (Artikel 16).

Patientinnen und Patienten dürfen nur behandelt werden, wenn sie dazu ihre Zustimmung gegeben haben. Sind sie dazu nicht in der Lage, ist eine Vertreterin/ein Vertreter für die Zustimmung zuständig. Ansonsten dürfen Patientinnen und Patienten ohne Zustimmung nur bei Gefahr in Verzug behandelt werden (Artikel 17).

Patientinnen und Patienten haben das Recht, vorab zu bestimmen, was geschehen soll, wenn sie handlungsunfähig werden (Artikel 18). Dazu besteht die Möglichkeit, eine Patientenverfügung zu erstellen. Patientinnen und Patienten haben das Recht, in die über sie geführte medizinische Dokumentation, samt Beilagen wie z. B. Röntgenbilder, Einsicht zu nehmen.«[13]

Das Recht auf körperliche und geistige Unversehrtheit einerseits sowie das Patientenrecht andererseits zeigen uns deutlich, wozu die sogenannte Widerspruchslösung in der Organspende in Österreich dient. Würden wir diese beiden Grundrechte akzeptieren, so müssten wir unbedingt Angehörige eines jeden Hirntoten fragen, ob sie mit der Entnahme seiner Organe einverstanden wären. Das würde die Organentnahme bei Patienten, die ein Herzversagen (DCD) erlitten haben, aus zeitlichen Gründen völlig ausschließen, zudem wären die Transplantationsteams dazu gezwungen, wesentlich mehr Aufklärungs- und Überzeugungsarbeit zu leisten, um das Vertrauen der Angehörigen von potenziellen Organspendern – wie auch der potenziellen Organspender zu Lebzeiten – zu gewinnen. All das würde viel mehr Engagement, Geld und Transparenz im Transplantationswesen verlangen.

Auch der Paragraf 190 des Strafrechts, »Störung der Totenruhe«, ist nicht unproblematisch:

>»Wer einen Leichnam oder Teile eines Leichnams oder die Asche eines Toten einem Verfügungsberechtigten entzieht oder aus einer Beisetzungs- oder Aufbahrungsstätte wegschafft, ferner wer einen Leichnam misshandelt oder einen Leichnam, die Asche eines Toten oder eine Beisetzungs-, Aufbahrungs- oder Totengedenkstätte verunehrt, ist mit Freiheitsstrafe bis zu sechs Monaten oder mit Geldstrafe bis zu 360 Tagessätzen zu bestrafen.«[14]

Dieser Problematik ist das österreichische Transplantationsgesetz zuvorgekommen, indem es die Organentnahme bei »Toten« erlaubt. Allerdings lässt sich hier der Problemkreis nicht schließen, weil der hirntote Patient von vielen Medizinern und Ethikern nicht als biologisch, sprich endgültig tot gesehen wird. Auch hier wird klar, welche Rolle das Hirntodkriterium in der Tat spielt. Die Organe eines biologisch Toten sind für die Transplantation kaum bis gar nicht brauchbar. Erst die Gleichsetzung des Hirntodes mit dem biologischen bzw. körperlichen Tod ermöglicht die Entnahme von noch durchbluteten, lebendigen Organen eines Menschen und damit ihre sinnvolle Transplantation an weitere Personen.

Deutschland

Das deutsche Transplantationsgesetz existiert seit 1997 und wurde bis jetzt mehrmals geändert. Nicht zuletzt im Januar 2020 versuchte der CDU-Gesundheitsminister Jens Spahn den Bundestag von der Notwendigkeit einer Veränderung des Transplantationsgesetzes zu überzeugen. Doch er blieb erfolglos. Anders als in Österreich gilt in der BRD die sogenannte Zustimmungslösung. Sie sieht vor, dass nur jene Mitbürger für eine Organentnahme infrage kommen, die einen Organspenderausweis haben und sich dadurch zu Lebzeiten ausdrücklich als Organspender deklariert haben. Anstatt für die Widerspruchslösung entschied sich der Deutsche Bundestag am 16. Januar 2020 dafür, im Wesentlichen bei der alten Transplantationsregelung zu bleiben und sie ein wenig zu modifizieren. Demnach soll jeder deutsche Staatsbürger alle zehn Jahre beim Abholen des neuen Personalausweises auf seine Bereitschaft zur Organspende im Falle eines Hirntodes angesprochen werden. Auch Hausärzte sollen ihre Patienten alle zwei Jahren zum Thema Organspende informieren; zusätzlich wird online ein Zentralregister installiert werden, in dem die Bürger Deutschlands ihre positive oder negative Entscheidung bezüglich einer Organspende eintragen können. Touristen und all jene, die sich kurz- oder langfristig auf deutschem Boden befinden, müssen nicht fürchten, dass sie weder unwissentlich noch unwillentlich als Organspender behandelt wären, da in Deutschland die Zustimmungslösung gilt. Das bedeutet, Organe werden nur Personen entnommen, die ihre Organe, im Falle des eigenen Hirntodes, der Organspende zur Verfügung stellen. Ausnahmsweise dürfen hier ihre Angehörigen auch mitreden und ihren Verstorbenen zur Organspende freigeben, selbst wenn er keinen Organspenderausweis hat und sich dadurch nicht als Organspender deklariert hat. Die neue Regelung soll im ersten Quartal 2022 in Kraft treten und dann »Entscheidungsregelung« heißen.

Während die weltweit verbreitete Organentnahme bei Patienten nach einem Herzstillstand (Non-Heart-beating Donation) in Österreich praktiziert wird, ist sie in Deutschland nicht zulässig. Dort dürfen nur Organtransplantationen beim schlagenden Herzen (Heartbeating Donation) durchgeführt werden. Das trifft bei Patienten zu, wo der Hirntod diagnostiziert wurde.

Eine ähnliche Zustimmungslösung in der Organtransplantation wie in Deutschland existiert auch in den USA, in Großbritannien, Irland und Dänemark, in den Niederlanden, in Rumänien, der Schweiz und noch einigen Staaten weltweit.

Die Widerspruchslösung, ähnlich wie in Österreich, ist zumindest in Europa wesentlich verbreiteter. Hier nur einige Beispiele: Belgien,

Luxemburg, Griechenland, Tschechien, Ungarn, Slowenien, Polen, Schweden, Portugal, Türkei, Frankreich, Spanien. Sowohl bei der österreichischen Widerspruchslösung und der neuen deutschen Zustimmungslösung als auch bei allen Varianten davon weltweit ist der Gesetzgeber v. a. bemüht, die Zahl der Spenderorgane zu erhöhen, weil der Bedarf nach einem fremden Organ immer größer wird. Ich habe einige Transplantationsmedizinerinnen und -mediziner befragt, wie sie die österreichische Widerspruchslösung in der Praxis umsetzen.

Leiterin der Transplantationsabteilung:
»In Österreich ist jeder, der nicht dezidiert seinen Widerspruch geäußert hat, automatisch ein Organspender. In der Praxis wird es schon so gelebt, dass die Angehörigen informiert werden. Es steht aber der Wille des Verstorbenen über dem Willen der Angehörigen. Wenn es allerdings jetzt keine eindeutige Stellungnahme des Verstorbenen gibt und die Angehörigen, auch nach einem ausführlichen Aufklärungsgespräch, sich vehement gegen eine Organentnahme aussprechen, dann wäre es zwar gesetzlich erlaubt, die Organentnahme durchzuführen, diese wird in der Praxis aber nicht durchgeführt. Wir haben sehr wenige Menschen in Österreich, die sich in das Widerspruchsregister eingetragen haben. Wenn ich jetzt die richtige Zahl im Kopf habe, sind es aktuell ca. 35.000 bis 38.000 Patienten österreichweit, die sich im Widerspruchsregister eingetragen haben. Das ist sehr wenig bei 8,5 Millionen Einwohnern. Vor jeder Organentnahme muss als Erstes eine Nachfrage im Widerspruchsregister erfolgen. Hat man jetzt einen potenziellen Organspender, bei dem aus irgendeinem Grund kein Name, kein Ausweis da ist, also seine Identität nicht festzustellen ist, wird er automatisch als Organspender abgelehnt, weil ich nicht die Möglichkeit habe, im Widerspruchsregister nachzusehen, wer dieser Mensch ist.«

Welche Organe werden am häufigsten transplantiert?
»In Österreich werden pro Jahr rund 800 Transplantationen durchgeführt. Etwas mehr als die Hälfte davon, 400 bis 450, sind Nierentransplantationen, etwa 160 bis 170 Lebertransplantationen und ca. zehn bis 15 Transplantationen einer Bauchspeicheldrüse. Die restlichen 100 bis 120 sind Transplantationen von Herz und Lunge.«

Leiter der Transplantationsabteilung:

»Mein Ziel ist es, möglichst viele Menschen zu retten, und wenn ich die Möglichkeit bekomme, was mithilfe der Organtransplantation der Fall ist, ist es meine ärztliche Pflicht, eine solche durchzuführen. Das ist meine persönliche Einstellung. Wenn eine Gesellschaft sagt: ›Nein, wir wollen das nicht, wir glauben nicht so daran, wir haben ein Problem damit‹, dann ist es die Entscheidung einer Gesellschaft. Allerdings muss die Gesellschaft auch den Patienten gegenüber, die dann sterben würden, das vertreten, weil sie keine Spenderorgane bekommen würden. Das ist ein wichtiger Punkt. Da gibt es den berühmten Satz der Transplantation Community: ›Don't take your organs to heaven, heaven knows we need them here‹ – ›Nimm deine Organe nicht mit in den Himmel, der Himmel weiß, dass wir sie hier brauchen‹. Wir haben in Österreich das Widerspruchsregister, wo sich jeder eintragen lassen kann, der kein Organspender sein will, und das ist auch wichtig. Die Leute sollen das auch machen. Wenn sie keine Organspender sein wollen, sollen sie sich dort eintragen lassen.«

Was passiert mit Menschen mit Hirntoddiagnose, die sich zu Lebzeiten ins Widerspruchsregister eintragen ließen?

»Wird uns ein potenzieller Organspender von einer Intensivstation gemeldet, mit Namen, Geburtsdatum und Sozialversicherungsnummer, müssen unsere Koordinatoren im Widerspruchsregister nachsehen, ob der Name mit Geburtsdatum und Sozialversicherungsnummer dort aufscheint. Wenn ja, ist die Organspende beendet, bevor sie begonnen hat. Dann werden im Endeffekt, nachdem der Hirntod eingetreten ist, alle Systeme abgedreht und der Patient kommt auf die Pathologie.«

Transplantationsbeauftragter:

»Weil die allermeisten Menschen sich nicht viele Gedanken vor dem Tode machen, was nach dem Tode sein wird, ist es in den meisten Fällen so, dass die Angehörigen in einem Todesfall von den betreuenden Ärzten gefragt werden, ob sie eine Organspende erlauben würden. In Deutschland ist die Zahl der Organspender pro eine pro Million Einwohner nur etwa halb so groß wie in Österreich. Deswegen gibt es dort einen eklatanten Organmangel. Sehr viele Patientenmüssen sehr lange auf ein Organ warten, falls sie überhaupt eines bekommen.«

Kritik der rechtlichen Rahmenbedingungen

Aufgrund der medizinischen Fortschritte steigt auch der Bedarf an Spenderorganen täglich. Manche Patienten können im Laufe ihres Lebens zwei, drei Mal ein Organ oder gar mehrere erhalten, weil es oft zu Abstoßungen von bereits transplantierten Organen kommt. Die Lebenserwartung in unserer Gesellschaft wird immer höher und damit wird es aber auch schwieriger, den Bedarf an Spenderorganen zu decken. Es ist eine Tatsache, dass es immer weniger Organe geben wird, als wir brauchen werden. Könnten wir die Spenderorgane noch besser und gerechter verteilen? Ist es gerecht, dass Menschen, die sich nicht offiziell als Organspender registriert haben, ein Spenderorgan erhalten, wenn sie es nötig haben? Was meinen die Theologen dazu?

Katholischer Theologe und Mitglied des Deutschen Ethikrates:
»Man kann, wenn man das ernst nimmt, dass eine Organspende wirklich eine Spende ist und nicht einfach nur eine staatliche Verteilungsmaßnahme medizinischer Ressourcen, dann immer davon ausgehen, dass einem nur eine Spende zur Verfügung steht. Es ist hilfreich, die goldene Regel vor Augen zu haben, die Jesus ja auch in der Bergpredigt verwendet. Er sagt dort: ›Alles, was ihr von den anderen erwartet, dass sie euch tun, das seid bereit, auch ihnen zu geben.‹ D.h., wer insgeheim damit rechnet, dass er potenzieller Empfänger wäre in einer schweren gesundheitlichen Situation, dass ihm dann aufgrund der Großzügigkeit eines ihm fremden Mitmenschen auch ein Organ zur Verfügung stehen wird, der sollte umgekehrt auch bereit sein, wenn er potenzieller Spender wäre, zu sagen: ›Gut, dieser Schritt ist dann nur konsequent. Im Fall der Fälle wäre ich auch bereit, als Spender eines Organs zur Verfügung zu stehen.‹«

Was spricht dagegen, Organspender zu sein?

»Es spricht kein ernsthaftes moralisches Argument dagegen. Wenn man sagt, die Organspende ist ein moralisch wertvoller Akt, dann liegt der Wert darin, dass der Betreffende von sich aus, freiwillig zu diesem Akt bereit ist. Eine zwangsweise Spende hätte auch moralisch keinen Wert. Das würde unserem Menschenbild widersprechen, das Zwangseingriffe in den menschlichen Körper untersagt. Das ist mit der Würde und dem Persönlichkeitsrecht unvereinbar. Nun handelt es sich zwar um einen Verstorbenen, aber dennoch müssen wir seinen Willen respektieren. Das hängt einfach damit zusammen, dass wir das Individuum, die Person respektieren und dass auch ein Verstorbener noch ein Nachwirken seiner Würde hat. Und das würde es verbieten, gegen seinen Willen Organe zu entnehmen.«

Anderes als in Deutschland gilt in Österreich die Widerspruchserklärung. Demnach ist jeder, der sich nicht in das Widerspruchsregister hat eintragen lassen, automatisch ein Organspender. Ist das der Grund, warum die BRD halb so viele Organspender pro eine Million Einwohner hat wie Österreich?

»Wir haben auch andere Länder mit Widerspruchsregelung. Dort gibt es Umfragen, wonach bis zu 65 Prozent der Bevölkerung gar nicht bewusst ist, dass sie aufgrund dessen, dass sie keinen Widerspruch eingelegt haben, als Spender gelten. Insofern kann man den Rückschluss nicht so ohne Weiteres machen. Zum freiwilligen Organspender erklärt zu werden, weil man auf einen Widerspruch verzichtet, das kommt in unserer Rechtsordnung sonst nicht vor. Nur noch im Handelsrecht ist es möglich, dass man sagt, wer nicht widerspricht, drückt dadurch seine Zustimmung aus. In allen anderen Rechtsbereichen ist die freiwillige Zustimmung etwas ganz Entscheidendes.«

Meinen Sie, dass man in Österreich unbedingt Familienangehörige von potenziellen Organspendern um ihre Zustimmung fragen müsste?

»Ja, das ist einmal aus moralischen Gründen wichtig. Der Verstorbene hinterlässt ja Bindungen, die wichtig für ihn waren. Auch für den Trauerprozess, für das Abschiednehmen der Familienangehörigen ist das relevant Das sollte nicht ohne ihre Zustimmung und ihr Wissen geschehen. Dann ist es, meine ich, aber auch strategisch richtig. Denn man hat dadurch, dass man die Zustimmung der Angehörigen einholt, auch in der Öffentlichkeit eine breitere Vertrauensbasis für die Transplantationsmedizin. Die würde man gefährden, wenn man das an den Angehörigen vorbei machen würde.«

Evangelischer Theologe und Medizinethiker:
»Es sollte außer Zweifel stehen, dass die Überlassung von Organen nach dem eigenen Tod freiwillig erfolgt. Kein Mensch hat das Recht auf die Organe eines anderen. Der menschliche Körper gehört der jeweiligen Person und z. B. nicht dem Staat. Jetzt kann man fragen, inwieweit das Selbstbestimmungsrecht, das über den Tod hinausreicht, bei der sogenannten Widerspruchslösung ausreichend beachtet wird. Oder ob das nur möglich ist, wenn man die sogenannte Zustimmungslösung vertritt, bei der also einer zu Lebzeiten ausdrücklich seine schriftliche Zustimmung zur Entnahme von Organen gegeben haben muss. Oder eine erweiterte Zustimmungslösung wäre die, wo man sagt: Hat jemand zu Lebzeiten selbst nicht verfügt, was mit seinem Körper und seinen Organen nach seinem Tod passieren soll, dann kann man Angehörige fragen und die können die Zustimmung erteilen oder auch verweigern. Die Widerspruchslösung geht davon aus.«

Das österreichische Transplantationsgesetz zwingt aber die Ärzte nicht, bei einer Organentnahme Angehörige um ihre Erlaubnis zu fragen, wenn der oder die als hirntot Diagnostizierte sich nicht in das Widerspruchsregister hat eintragen lassen.
»Also nicht zu widersprechen wird auch als eine Form der Zustimmung gewertet. Das Problem, das ich bei dieser Regelung sehe, besteht darin, dass sich viele Menschen, soweit ich es beobachte, hierzulande gar nicht mit der Widerspruchslösung wirklich auseinandersetzen, und dass vielen auch gar nicht einmal bewusst ist, dass wir diese Widerspruchslösung haben. Man muss auch bedenken, sie gilt nicht nur für Österreicher und Österreicherinnen,

also nicht nur für österreichische Staatsbürger, sondern sie kann theoretisch angewendet werden auch auf Ausländer, die z. B. in Österreich Urlaub machen und bei einem Unfall versterben oder einen Herzinfarkt bekommen. Also, alle Menschen, die sich auf österreichischem Territorium bewegen, gelten im Prinzip nach der Widerspruchslösung als potenzielle Organspender.«

Können wir wirklich annehmen, dass alle Touristen, Reisende, Geschäftsleute, die einmal oder selten in Österreich unterwegs sind, wissen, dass sie bei uns als potenzielle Organspender gelten?
»Im Ernst, wir können nicht bei all diesen Menschen davon ausgehen, dass sie wissen, hier gilt für sie die Widerspruchslösung. Wenn jemand nicht widersprochen hat, das als eine Zustimmung zu werten, das scheint mir zumindest ethisch fraglich zu sein. Ich weiß, Juristen würden sagen, die gesetzliche Regelung ist ausreichend abgesichert, aber ethisch halte ich das für fragwürdig. Und das ist eigentlich das größte Problem, das ich mit der Widerspruchslösung habe. Ich habe damit ein Problem, dass die gesetzliche Regelung als solche nicht wirklich im allgemeinen Bewusstsein fest und gut verankert ist. Dass sie, soweit ich weiß, auch nicht im Bildungswesen groß zum Thema gemacht wird. Ich selbst bin der Meinung, wenn man doch davon überzeugt ist, dass die Transplantationsmedizin im Kern eine gute Sache ist, dann müsste man sich auch nicht scheuen, darüber öffentlich in der Gesellschaft zu kommunizieren.«

Dürfen wir bei der Widerspruchslösung überhaupt von einer Freiwilligkeit sprechen, wenn die Menschen nicht einmal wissen, was sie »freiwillig« wählen?
»Wenn die Menschen gar nicht wissen, was sie wählen oder auch ablehnen können, dann finde ich, kann man hier nicht von Freiwilligkeit sprechen. Dann sollte man von Organentnahme reden, aber nicht mehr sagen, es sei eine ›freiwillige Organspende‹.«

Das Recht auf Selbstbestimmtheit und Unversehrtheit während und nach dem Leben ist auch im islamischen Recht festgelegt. Darum hat das Freiwilligkeitsprinzip in der Organspende bei Muslimen eine hohe Bedeutung.

Islamischer Theologe:

>Zwar gehört der menschliche Körper letztendlich Gott, so wie auch die menschliche Seele Gott gehört, aber sie wurde jedem einzelnen Individuum persönlich anvertraut. Kein anderer Mensch hat hier die Autorität, über meinen Körper, über mein Leben zu bestimmen. Daher darf niemand gegen den Willen eines Menschen auch nur irgendetwas dessen Körper, weder zu Lebzeiten noch nach dem Tod, entnehmen.«

Organspende in Österreich wird durch das Transplantationsgesetz geregelt. Die Widerspruchslösung betrachtet und behandelt einen jeden von uns als Organspender, solange wir uns nicht in das Widerspruchsregister haben eintragen lassen und damit gegen die Entnahme unserer Organe entschieden haben. Was passiert hier, Ihrer Meinung nach, mit all den Muslimen, die von dieser Regelung nichts wissen, aber ihre Organe nicht spenden wollen?

>Aus islamisch-moralischer Perspektive kann weder ein Mensch noch der Staat über den Körper eines Menschen, eines Individuums bestimmen, sondern nur das Individuum selbst.

Grundsätzlich wäre natürlich die Menschenwürde besser gesichert, wenn sich Menschen explizit zu Lebzeiten dazu äußern würden, dass sie als Organspender dienen möchten, und nicht ihr Schweigen als eine Zustimmung werten lassen. Dennoch ist es natürlich auch verständlich, dass die Notwendigkeit vieler Organspenden hier gegeben ist und es oft an verfügbaren Organen ermangelt. Wahrscheinlich ist es so, dass man durch die Widerspruchslösung mehr Organe zur Verfügung hat. Dann muss hier aber auch gewährleistet sein, dass man die Menschen tatsächlich darüber informiert, dass sie als potenzielle Spender infrage kommen, wenn sie sich dazu nicht explizit anders äußern.«

Auch die katholische Kirche sichtet in der österreichischen Widerspruchslösung ein Problem mit der Organentnahme, wenn hier die Freiwilligkeit einer jeden Spende nicht gewährleistet ist.

Katholischer Moraltheologe und Mitglied der österreichischen Bioethikkommission:

»Eigentlich müsste man die Menschen darüber aufklären, viele wissen das nicht. Auch Touristen, die hierherkommen. Salzburger Festspiele z. B., Leute landen auf dem Flughafen, und sobald sie das Territorium Österreichs betreten, sind sie automatisch Organspender, auch alle Migrantinnen und Migranten. Man müsste die Menschen darüber aufklären, viele Österreicher wissen das auch nicht. Ich erfahre es oft in der Vorlesung, meine Studenten wissen es auch nicht. Deutschland, Kontrapart. Ich muss mir aktiv einen Organspenderausweis besorgen. Jetzt sage ich etwas Unwissenschaftliches, aber ich glaube, man kann es beobachten, Österreich ist doch ein sehr katholisch geprägtes Land und ein bisschen obrigkeitshörig. Man sagt, wenn die Kirche sagt, es sei gut, und wenn der Staat sagt, das sei gut, dann ist automatisch jeder Organspender. Deutschland ist sehr stark geprägt von 500 Jahren Luther, Protestantismus, Immanuel Kant, Aufklärung und Autonomie – also, ich entscheide das. Das sind unterschiedliche Mentalitäten, die in Salzburg beginnen, wenn man die Grenze, in Anführungsstrichen, überschreitet. Das wäre in Deutschland unmöglich. Die Deutschen haben ja versucht, jetzt ein neues Gesetz zu machen, um die österreichische Lösung zu bekommen, weil man denkt, man kriegt dann mehr Organe, wenn alle automatisch Organspender sind. Das ist in Deutschland nicht durchzusetzen. Artikel 1, die Würde des Menschen ist unantastbar. Daraus folgt, jeder hat ein Recht auf Unversehrtheit – körperliche Unversehrtheit, geistige Unversehrtheit, heißt es im Lissabonner Vertrag. D. h., die Autonomie ist in Deutschland höhergeschrieben. Ich entscheide, ob ich spende oder nicht. Ich nehme hier sehr, sehr unterschiedliche Rechtssysteme wahr, die mit den Mentalitäten der gewachsenen Kultur zu tun haben.«

Gilt das Recht auf Unversehrtheit in Österreich genau wie in Deutschland?

»Das deutsche Grundgesetz ist in die Grundrechtscharta im Lissabonner Vertrag für Europa übernommen worden und gilt damit indirekt auch von Europa aus für Österreich. Das Rechtssystem ist aber dennoch ein bisschen anders. Es gelten dieselben Grundsätze, aber sie sind dann doch in Nuancen etwas unterschiedlich zu betrachten.«

Zwei der wichtigsten Inhalte während der Diskussion im Deutschen Bundestag am 14. Januar 2020 waren die Freiwilligkeit und die Selbstbestimmung bei der sogenannten postmortalen Organspende.

»Da Sie Widerspruch in Österreich einlegen können, gibt es eine Art Freiwilligkeit, aber ich drehe die Sache um. Der Mensch ist von Natur aus träge. Erstens ist er nicht informiert; zweitens vergisst er es, er legt keinen Widerspruch ein, also insofern wird er ein bisschen vom Gesetzgeber überfahren. Man nimmt ihn in seiner Trägheit, man sagt ihm zwar, du kannst freiwillig Widerspruch einlegen, aber das tun viele nicht, auch weil sie nicht informiert sind. Die Selbstbestimmung bei der Widerspruchslösung ist auch gegeben, aber beim deutschen Gesetz, der Zustimmungslösung, stärker, weil ich mir selber als Handlungsschaffender einen Organspenderausweis besorgen muss, während ich in Österreich – ich will jetzt nicht sagen: der Selbstbestimmung beraubt werde, aber dennoch hier die Gefahr besteht, dass über mich entschieden wird und ich jetzt andersherum aktiv werden muss, um dem zu widersprechen. Ich würde sagen, beide Prinzipien sind in Deutschland sehr viel genauer umgesetzt, mit dem Nachteil – obwohl viele sagen, es stimmt nicht –, dass dadurch in Deutschland weniger Organspender vorhanden sind.«

Was ich hier auch wahrnehme und verfolge, ist, dass in Deutschland wesentlich mehr über das Thema Organspende und Transplantation geredet wird als in Österreich. Ist das im Sinne einer Aufklärung und Bekanntmachung der Sinnhaftigkeit einer Organspende und des Funktionierens des Transplantationswesens?

»Wir haben in der Medizin ein wesentliches Grundprinzip, den sogenannten Informed Consent, die informierte Zustimmung. Ich bin vor 20 Jahren aus Deutschland nach Wien gekommen und ich beobachte, ich sage es jetzt vorsichtig, dass in bestimmten Bereichen eine bewusste Intransparenz aufrechterhalten wird, um wirklich eine informierte Zustimmung zu verschiedenen medizinischen Operationen zu geben. Das gilt auch für Fragen am Anfang des Lebens – ich muss den Patienten umfassend aufklären. Ich glaube aber, wenn wir die Menschen umfassend aufklären würden – über das Prozedere der Explantation z.B. –, dann würden viele Menschen sich auf jeden Fall mehr Gedanken darüber machen. Ob sie weniger spenden würden, weiß ich nicht. Ich finde es gut, dass in Deutschland mehr Transparenz geschaffen wird, mehr Diskussion gemacht wird, auch öffentliche Diskussionen im Deutschen Bundestag. Hier in Österreich geht manches in dieser Intransparenz verloren.«

LEBENDSPENDE

Patientenaufnahme

7 Uhr 45: Vor dem Aufnahmeschalter im 21. Stock der Universitätsklinik Allgemeines Krankenhaus Wien steht noch niemand. Ein
verschlafener Arzt sucht nach den letzten Knöpfen seines weißen
Mantels, um sie in ihre Löcher einzustecken, während sein Frühstück
in einem Plastiksackerl, welches er zwischen seinen Zähnen hält,
hin- und herschlenkert. Als bei einem der acht großen Lifte, die sich
unweit des Aufnahmeschalters befinden, die Tür aufgeht, treten eine
junge Frau und ein Mann Mitte 40 mit je einer Reisetasche heraus
und suchen zielstrebig den Aufnahmeschalter. Die 34-jährige Wienerin Alexandra leidet seit ihrer Kindheit an Nierenproblemen. Vor
einem halben Jahr haben sich die Nierenwerte derart verschlechtert,
dass sie sich seit Mitte Februar dreimal die Woche einer Blutwäsche
unterziehen muss. Vor Kurzem hat sich ihr gesundheitlicher Zustand
noch einmal extrem verschlimmert. Auf ärztliches Anraten und dank
ihres Onkels, der ihr eine seiner beiden Nieren schenken möchte, hat
sich die Wienerin zur Transplantation entschlossen. Der Operations-
termin ist morgen. Heute werden die beiden stationär aufgenommen
und für die Eingriffe vorbereitet.

Ich bin neugierig, ob die beiden wissen, was auf sie zukommt und
wie sie damit fertigwerden.

Alexandra:
»Ich bin natürlich schon nervös vor dem Eingriff, weil es ja doch
kein Spaziergang ist. Das ist eine größere Operation, und davor
gehen einem einige Gedanken durch den Kopf. Aber ich denke,
es ist normal, dass man da nicht ganz ruhig ist, sondern doch ein
bisschen aufgeregt. Natürlich hoffe ich, dass alles gut geht, dass die

OP gut verläuft, dass die Zeit danach gut verläuft, ohne Infektionen. Aber gerade bei Nierentransplantationen ist eine Infektionsgefahr relativ hoch, dadurch, dass die eigenen Abwehrkräfte durch die Medikamente runtergesetzt sind.«

Warum benötigen Sie eine Spenderniere?

»Ich leide an einem Gendefekt. Mir wurde schon immer gesagt, dass zwar Symptome einer Nierenerkrankung da sind, aber dass das keine Probleme machen wird. Dieser Verlauf, wie er bei mir jetzt ist, dass es hier zu einer Niereninsuffizienz gekommen ist, war eigentlich unvorhersehbar. Deshalb war er jetzt doch sehr überraschend, dass es plötzlich so eine akute, massive Verschlechterung gegeben hat.

Noch vor einem halben Jahr habe ich ziemlich normal gelebt. Dann hat sich die Situation in wenigen Tagen drastisch verschlechtert. Ich wurde ganz schwach, völlig schlapp. Man sieht plötzlich, dass auch einfache Tätigkeiten sehr viel Energie erfordern und eben eine gewisse Kraftlosigkeit da ist, mit der man durch den Tag geht. Und ich war dann unter ärztlicher Kontrolle und dort ist tatsächlich bestätigt worden, dass diese Symptome zusammenhängen mit dieser massiven Verschlechterung meiner Nierenwerte. Mein Arzt hat es mir dann auch erklärt: Ich habe mich in meinem Alltag so gefühlt wie ein gesunder Mensch auf 3.000 Höhenmetern. Nur dass man sich das auch vorstellen kann, wie das in etwa ist, mit einer kaputten Niere durch die Gegend zu gehen. Es ist sehr beschwerlich, auch wenn man es vielleicht nach außen hin nicht merkt, aber für den Betroffenen ist der Alltag doch sehr anstrengend.«

Und wie lange ging es bei Ihnen ohne Dialyse?

»Zwei Monate, weil es dann wieder eine starke Verschlechterung gegeben hat und ich dann schon unter ständiger ärztlicher Beobachtung war, weil man das kontrollieren musste. Wenn die Werte so schlecht sind und akut noch schlechter werden, ist das ein lebensbedrohlicher Zustand, und dem wollte man entgegenwirken. Schon zwei Monate nach dieser Nachricht, dass es diese massive Verschlechterung gegeben hatte, wurde es noch schlechter, und dann konnte man die Dialyse nicht mehr verhindern. Seitdem bin ich jetzt drei Monate in der Dialyse. Anfangs ist es wirklich schrecklich, weil der Körper dabei rebelliert. Dadurch, dass diese Gifte entzogen werden, muss sich der Körper neu anpassen an die Situation und es reagiert jeder Körper anders. Bei mir war extreme Übelkeit die Folge, Migräneattacken, Erbrechen, Schwäche. Und das dreimal die Woche, jeweils drei Stunden. Im ersten Monat war es wirklich unschön.«

Konnten Sie in dieser Zeit Ihren Beruf weiter ausüben?
»Vor allem im ersten Monat war das unmöglich. Dann ist es zwar ein bisschen besser geworden, weil sich der Körper daran gewöhnte, aber es ging trotzdem nicht, weil man so viel Zeit an der Maschine verbringt, und man kann sich die Zeiten ja nicht aussuchen, wann einem das Blut gereinigt wird. Man verbringt doch sehr viel Zeit im Krankenhaus und ist danach auch nicht leistungsfähig. An den Dialysetagen kommt man heim und muss erst einmal was essen, dann sich hinlegen, und man ist gar nicht fähig, geistige oder körperliche Arbeit zu verrichten. Das Schlimmste dabei ist die Tatsache, dass die persönliche Freiheit extrem eingeschränkt ist, wenn man dreimal die Woche mindestens drei bis vier Stunden an dem Blutwäschegerät hängt. Man muss ja auch vorbereitet werden, nachbereitet. Dialyse und normales Leben gehen nicht zusammen.«

Wann haben Sie das erste Mal an eine Nierentransplantation gedacht?
»Die Nierentransplantation stand schon vor der Dialyse im Raum. Weil meine Werte so schlecht waren, ist man davon ausgegangen, dass man die Dialyse überspringen könnte und sofort transplantiert werde. Dadurch aber, dass es noch mal zu einer Verschlechterung kam und das dann lebensbedrohlich wurde, musste man jetzt die Dialyse dazwischenschalten, um die Zeit, bis alle Vorbereitungen für die Transplantation getroffen sind, zu überbrücken.«

Wann haben Sie sich auf die Warteliste setzen lassen?
»Bei der Warteliste geht es einfach darum, dass, je nachdem, wie lange ein Patient an der Dialyse hängt und wie sein körperlicher

Zustand ist, er auf ein Organ von einem gehirntoten Patienten wartet und das dann bekommt. Man erhält auch ein Formular zum Ausfüllen, dass man einverstanden ist, auf diese Liste zu kommen, wie das vor sich geht, wie das ›Ranking‹ aussieht, was im Falle der Verfügbarkeit eines Organs beachtet werden muss. All das muss ja eigentlich immer sehr schnell gehen. Steht ein Organ zur Verfügung, muss der Patient innerhalb kürzester Zeit schon im Krankenhaus sein und bereit sein für die Transplantation, weil natürlich das Organüberleben hier im Vordergrund steht, was leider bei Totenspenden sehr kurz ist, und über diese Dinge wird man aufgeklärt. Für die Warteliste wird man von den Ärzten automatisch gemeldet. Das Formular dafür bekommt man, wenn man dialysepflichtig wird.«

Wann haben Sie erfahren, dass Ihr Onkel Ihnen seine Niere spenden möchte?
»Wann ich davon erfahren habe? Na ja, einige Zeit nach der Info, dass sich mein Gesundheitszustand so plötzlich verschlechtert hat. Das war eben nicht vorhersehbar, und genau da haben mich meine Eltern informiert, dass mein Onkel sich bereit erklärt hat, die Tests zu machen und zu schauen, ob das medizinisch passt. Ich war extrem erleichtert und sehr froh, weil vorher die anderen Familienmitglieder wegen Unverträglichkeiten ausgeschieden waren. Wenn es so weit kommt, dass einem klar wird, man könnte bald sterben, ist es einfach wichtig, dass jemand da ist, der hilft, der so frei ist und sagt: ›Ja, ich bin bereit.‹ Natürlich ist es nicht einfach zu sagen: ›Ich mache das und ich gebe ein Organ von mir her.‹«

Onkel:
»Ich bin leicht angespannt, aber sehe dem Ganzen sehr locker entgegen.«

Warum sind Sie leicht angespannt?
»Weil ich nicht weiß, wie es mir danach geht.«

Dennoch haben Sie sich entschlossen, Ihre Niere zu spenden.
»Selbstverständlich, ja.«

Warum ist das für Sie selbstverständlich?

»Alexandra ist 34 Jahre alt und sie hat ihr ganzes Leben noch vor sich. Wenn ich ihr helfen und mit einer Niere noch sehr gut leben kann, dann bin ich bereit, ihr eine meiner beiden Nieren zu spenden.«

Und wissen Sie, wie es Ihnen danach gehen wird, was auf Sie zukommt?

»Wenn alles gut geht, und davon gehe ich aus, dann wird mein Leben danach ganz normal weitergehen, auch mit einer Niere. Das ist auch so gesagt worden. Die eine würde sich dann etwas vergrößern, aber es sind keine Komplikationen zu erwarten, und davon gehe ich aus.«

Wie sind Sie dazu gekommen, dass Sie Alexandra Ihre Niere spenden?

»Alexandra ist meine Nichte. Meine Schwester und ihr Gatte sind an mich herangetreten, weil es bei Alexandra eine akute Gesundheitsverschlechterung gegeben hat. Eine Reihe von Familienmitgliedern sind schon bei den Vortests als Nierenspender ausgeschieden. Bei mir hat alles gepasst und ich habe mich bereit erklärt.«

Haben Sie mit Ihrer eigenen Familie darüber geredet?

»Ja, für die hat das gepasst. Die sind damit einverstanden, ich habe ja erklärt, was mir die Ärzte erklärt haben, dass man mit einer Niere sehr gut leben kann, und es gibt viele Leute, die mit einer Niere auf die Welt kommen – also, das passt.«

Sind Sie beruflich noch tätig?

»Ja, ich bin noch berufstätig und ich kann mir nicht vorstellen, dass sich da etwas ändern würde.«

Alexandra:

»Sie hören ihn. Er ist wirklich unglaublich. Kurz nachdem ich es erfahren habe, dass er sich bereit erklärt, mir die Niere zu spenden, habe ich mich bei ihm bedankt, was er nie hören wollte. Es sei für ihn selbstverständlich, dass er das macht.«

Konnten Sie es ihm erklären, was für ein Geschenk das für Sie ist?
»Ehrlich gesagt, wir haben das jetzt nie so wahnsinnig groß thematisiert. Es ist ein Schritt, den ich gehen musste, weil er einfach lebensrettend ist. Ich glaube, jeder will, dass das Leben so normal wie möglich verläuft, ohne dass man ständig diesen Eingriff im Hinterkopf hat und dieses Thema ständig spruchreif ist. Mir ist bewusst, dass das ein sehr großes Geschenk ist, was ich da bekomme. Auch wenn er jetzt sagt, das sei selbstverständlich. Für mich ist es nicht selbstverständlich, dass jemand das auf sich nimmt. Und es ist ein Geschenk, das kann man jetzt auch nicht in Worte fassen, weil es einfach Leben rettet. Das ist mit nichts zu vergleichen. Umso mehr möchte ich nach der Transplantation das Leben bewusster leben. Erst wenn man krank wird, an einer Krankheit leidet, sieht man, dass nichts selbstverständlich ist und das Leben an sich ein Geschenk ist. Das sollte man sich jeden Tag auch bewusst machen. Ich glaube, durch so ein Ereignis wird man noch mehr daran erinnert und lebt nachher um einiges bewusster als vorher.«

Haben Sie sich Gedanken darüber gemacht, wie Sie Ihrer Nichte nach der Operation helfen könnten, mit dem Geschenk, das Sie ihr machen, gut umzugehen?

Onkel:
»Nein, eigentlich nicht. Mit dem muss sie selber leben, glaube ich, dass da Körperteile von mir in ihr herumwandeln.«

Wie schätzen Sie das Leben nach der Transplantation ein?

Alexandra:
»Das wird ein normales Leben sein.«

Und was stellen Sie sich dabei vor?
»Normal ist relativ dehnbar. Natürlich einmal die persönliche Freiheit: Man kann entscheiden, man kann den Tag planen, nach eigenem Ermessen, und das ist während der Dialyse nicht der Fall.«

Sie werden dann Ihr Leben lang auch Medikamente nehmen müssen, um die geschenkte Niere behalten zu können. Wurden Sie darüber aufgeklärt?

»Ja, es gab mehrere Aufklärungsgespräche. Schon wenn dieser Prozess zu laufen beginnt, dann auch unmittelbar vor der Operation im Zuge des Gesprächs mit den Chirurgen und den Internisten. Ich weiß, es gibt mehrere verschiedene Medikamente, die kombiniert werden müssen, um das Immunsystem in Schach zu halten, damit das neue Organ nicht abgestoßen wird vom eigenen Körper und vom Immunsystem eben angegriffen und als fremd erkannt wird. Natürlich können diese Medikamente, wie jedes andere Medikament auch, Nebenwirkungen verursachen. Die Dosierung ist auch ein Thema, die ersten sechs Monate ist sie relativ hoch, um zu gewährleisten, dass das Organ nicht abgestoßen wird. Die Dosierung ändert sich aber im Laufe der Zeit und kann herabgesetzt werden.«

Kurz nachdem sich Alexandra und ihr Onkel im gemeinsamen Patientenzimmer einquartiert haben, klopft die zuständige Ärztin an der Zimmertür, und wenige Sekunden später sitzt sie bereits vor den beiden Patienten:

»Sie werden dann drei oder vier Ein-Zentimeter-Wunden haben, das ist dort, wo die Instrumente in den Bauchraum eingeführt werden. Und unten beim Schambein haben Sie dann einen kleinen Schnitt, fünf Zentimeter groß, denn irgendwo müssen wir letztlich die Niere aus Ihrem Körper herausholen.«

Mit diesen Worten klärt die Ärztin den Onkel auf und hat dabei seine ganze Aufmerksamkeit. Auch Alexandra hört ihr gespannt und konzentriert zu:

»Bei Ihnen wird die Niere auf der rechten Seite implantiert. Sie haben da beim Beckenkamm so einen kleinen, bogenförmigen Schnitt. Deshalb eine linke Niere auf die rechte Seite, denn bei der Niere ist das harnableitende System, so wie sie im Körper sitzt, hinten und bei der Transplantation wird dann die Niere sozusagen umgeklappt, damit das harnableitende System vorne ist. Für den Fall, dass es dort irgendein Problem gibt, muss man nicht wieder die ganze Niere freilegen, sondern nur die Bauchdecke aufmachen und man ist schon bei dem Organ.«

Das Gespräch zwischen den drei Personen dauert noch gute 15 Minuten, dann verlässt die Ärztin das Patientenzimmer und steht mir für das verabredete Interview zur Verfügung.

Leiterin der Transplantationsabteilung:
»Patienten, die wegen einer Lebendspende-Nierentransplantation zur Aufnahme kommen, haben sich ja üblicherweise schon viele Wochen oder Monate auf das ganze Prozedere vorbereitet. Sie sind auch medizinisch und psychologisch im Vorfeld schon exzellent durchuntersucht. Bei der Aufnahme wird noch einmal ganz kurz rekapituliert, wie die eigentliche Operation abläuft und ob sich da irgendwelche Fragen für die Patienten noch ergeben haben.«

Welche Untersuchungen werden die beiden Patienten heute noch haben?
»Am Tag der Aufnahme sind da nur noch Routineuntersuchungen, die jeder Patient, auch wenn er zu einer kleinen Operation aufgenommen wird, hat. Es erfolgt eine Blutabnahme, es wird noch einmal ein Lungenröntgen gemacht und die Patienten werden in der Präanästhesieambulanz den Narkoseärzten vorgestellt.«

Bei einer Lebendspende sind es zwei Operationen, die gemacht werden müssen. Wie laufen diese ab und wie viel Personal brauchen Sie dafür?
»Als Erstes wird natürlich die Spenderoperation durchgeführt und die gesunde Niere entnommen. Das Operationsteam besteht da üblicherweise aus zwei, manchmal drei Chirurgen und an unserem Zentrum ist es Standard, dass diese Operation mit der Knopflochtechnik durchgeführt wird und, wie auch hier im konkreten Fall, mit Unterstützung des Operationsroboters. Die Operation dauert ungefähr zweieinhalb bis drei Stunden. Anschließend findet die Implantation, also die eigentliche Nierentransplantation bei der Empfängerin statt. Da operieren ebenfalls zwei Chirurgen oder Chirurginnen und diese Operation dauert eineinhalb bis zwei Stunden.«

Wozu brauchen Sie die Hilfe eines Roboters?

»Mithilfe des Roboters hat man im Bauchraum einen besseren Überblick, weil die ›Arme‹ des Roboters, im Gegensatz zu der normalen Knopflochtechnik, wo die Arme starr sind, viel beweglicher sind und man sich so einen besseren Überblick verschaffen kann.«

Wie viel Personal benötigen Sie morgen für die beiden Eingriffe?

»Also wie erwähnt, von chirurgischer Seite zwei Chirurgen oder Chirurginnen, dann gibt es einen Anästhesisten oder eine Anästhesistin, eine Operationsschwester, die, so wie die Chirurgen auch, steril beim Tisch steht und die Instrumente zureicht, eine Operationsschwester, die nicht steril gewaschen im OP ist, die Dinge zureicht, wenn zusätzliches Nahtmaterial oder andere Dinge benötigt werden, einen OP-Gehilfen, der das Licht einstellt. Auf der Anästhesieseite noch eine Pflegekraft, eine Anästhesieschwester, die Blutgasanalysen macht, Medikamente herrichtet und so weiter.«

Laut Eurotransplant wurden 2018 in Österreich insgesamt 414 Nieren transplantiert, 344 davon von Verstorbenen und 70 von Lebendspenden. In Deutschland waren es insgesamt 2291 Nierentransplantationen – 1653 von Verstorbenen und 638 von Lebendspenden. Ende 2019 warteten in Österreich 631 Patientinnen und Patienten auf eine Niere, in Deutschland 7148. Laut dem Bundesverband für Gesundheitsinformation und Verbraucherschutz – Info Gesundheit e. V. warten Patientinnen und Patienten in der BRD fünf bis sechs Jahre auf eine Spenderniere. Laut dem österreichischen Transplant-Jahresbericht 2018 beträgt die durchschnittliche Wartezeit hierzulande für eine Niere, von der ersten Dialyse bis zur Nierentransplantation, drei Jahre und zwei Monate.

Die Transplantation mit Lebendspenden werden bei Nierenpatienten durchgeführt. Möglich sind sie aber auch bei Leber- und Lungenpatienten. Die wichtigste Voraussetzung bei einer Lebendspende ist, dass die organspendende Person nach der Organentnahme längerfristig keine gesundheitlichen Probleme, die wegen der Organspende entstehen würden, bekommen darf. Daher geht es bei den medizinischen Untersuchungen des Spenders nicht nur darum, ob sein Organ, das man ihm entnehmen möchte, gesund und für die Transplantation geeignet ist, sondern es muss sein gesamter Gesundheitszustand durchgecheckt werden und positiv ausfallen. Die Mediziner sind auch darauf fokussiert, dass zwischen Spender und Empfänger eine emotionale Bindung besteht und dass die Spende absolut freiwillig und ohne Bezahlung erfolgt. Der Vorteil einer Lebendspende bei einer Nierentransplantation besteht darin, dass diese durchgeführt werden kann, noch bevor die erkrankte Person an die Dialyse muss. Außerdem ist die Zeit zwischen Organentnahme und Transplantation des Organs, während das Organ eben kühl gelagert wird, extrem kurz, die Qualität des Organs dadurch wesentlich besser und seine Lebenszeit länger.

Leiterin der Transplantationsabteilung:
»Im Setting der Lebendspende muss die Blutgruppe kompatibel sein. Also nicht absolut gleich, sondern nur zusammenpassend. Sonst werden noch bestimmte Antikörperanalysen durchgeführt und die direkte Gewebeverträglichkeit überprüft, das sogenannte Crossmatch. Wenn der Patient auf die Warteliste kommt, werden alle wichtigen Merkmale, wie Blutgruppe, die Gewebetypisierung, der Antigenstatus und so weiter, in die zentrale Datenbank bei Eurotransplant eingespeist. Genauso werden von jedem Spender, der gemeldet wird, ebenfalls definierte Merkmale eingespeist. Dann werden die Werte der Organspender und Organempfänger verglichen und am Ende haben wir die bestmögliche Kombination für eine hochqualitative und vielversprechende Transplantation.«

Was können Sie tun, wenn z. B. eine Frau ihrem Ehepartner eine Niere spenden möchte, aber deren Blutgruppe oder das Gewebe nicht übereinstimmen? Könnten die beiden mit einem weiteren Pärchen, das dasselbe Problem hat, die Nieren untereinander tauschen?
»Bei den Lebendnierenspendern haben wir auch eine sogenannte Überkreuztransplantation, unter den Medizinern ›Kidney Paired Donation‹-Programm genannt. Zum Beispiel: Ich habe ein Pärchen A – Spender und Empfänger, wo gesundheitlich alles stimmt, aber aus immunologischen Gründen sind ihre Nieren miteinander nicht kompatibel. Darum kann der eine dem anderen seine Niere

nicht spenden. Jetzt haben wir woanders noch genauso so ein Pärchen B, wo die beiden nicht miteinander, aber mit dem Pärchen A kompatibel sind. In so einem Fall können wir dem Spender des Pärchens A die Niere entnehmen und dem Empfänger des Pärchens B transplantieren und die Niere des Spenders des Pärchens B dem Empfänger A transplantieren. Die Anzahl inkompatibler Pärchen kann auch größer sein – drei, vier und so weiter.«

Organentnahme und Implantation

Für den Organempfänger ist der Transplantationstag so wie ein neuer Geburtstag – ein Tag, ab dem es nur noch bergauf gehen und das eigene Leben dem der Gesunden ähnlich sein soll. Für die Organspender ist es wesentlich anders. Sie können zwar ganz normal und ohne Schmerzen weiterleben, allerdings haben sie dann ein Organ oder Organteil weniger und müssen demensprechend vorsichtiger leben.

Schon am nächsten Morgen wird der Nierenspender in den Operationssaal geführt und für die Nierenentnahme vorbereitet. Üblicherweise dauert der Eingriff zwischen drei und fünf Stunden. Je nachdem, wie viel Fettgewebe der Nierenspender hat, brauchen die Mediziner kürzer oder länger, um an das Organ zu gelangen und es für die Entnahme vorzubereiten. Einen Tag nach seiner Aufnahme ins AKH treffe ich den Nierenspender wieder – dieses Mal im Gang vor dem Operationsraum. Er liegt auf einem Spitalsbett mit einer grünen Patientenhaube auf dem Kopf und bis zu den Knien zugedeckt. Er ist ruhig und lächelt mir zu, sobald er mich sieht.

»Guten Morgen.«

Sind Sie noch immer entspannt?

»Leicht angespannt, aber das wird sich gleich geben. Ich habe gut geschlafen. Also, es passt.«

Ein OP-Helfer grüßt freundlich und schiebt das Bett mit dem Onkel in den Operationssaal, wo dieser alsbald für den bevorstehenden Eingriff vorbereitet wird. Zunächst wird ihm eine Infusionsflasche intravenös angeschlossen, dann erfolgt die Anästhesie. Vier Minuten später sind die Augen des Spenders geschlossen. Der Chirurg macht zwei kleine Schnitte, links und rechts am Oberbauch und noch zwei links und rechts vom Nabel. Oberhalb des Patienten steht ein gut zweieinhalb Meter großer, gänzlich mit Plastik verhüllter Roboter mit jeweils einem »Arm« links und rechts. Es ist ein unspektakuläres Gestell aus mehreren Metallstangen in unterschiedlicher Stärke, die zusammengeschraubt sind und keineswegs an einen der bekannten Transformers-Roboter erinnern. Die Verlängerungen der »Arme«, es sind chirurgische Werkzeuge, steckt der Chirurg langsam in die zwei oberen Bauchschnitte hinein. Dabei hilft ihm ein großer Bildschirm, auf dem die gesamte Bauchhöhle des Nierenspenders und sämtliche Bewegungen in ihr live zu beobachten sind. Dann verlangt er, dass das Licht im OP-Raum abgedreht werde. Im Dunkeln ist das Bild kontrastreicher und klarer. Darin ist ein jedes noch so kleine Detail des Gewebes im Bauch des Onkels und auch das chirurgische Werkzeug ganz klar zu sehen. Plötzlich meldet sich eine Stimme aus der gegenüberliegenden Ecke des Operationssaals und sagt dem Chirurgen, wie er die Roboterarme noch besser positionieren solle. Es ist der zweite, eigentlich der Hauptchirurg, der die Nierenentnahme durch den Roboter steuern wird.

Stellen Sie sich eine quaderförmige Plastikschachtel vor, die an der Seite von unten nach oben einen etwa 30 Zentimeter breiten Spalt hat. An dessen unterem Ende sind zwei große Okulare, wie bei einem Mikroskop. Genau darüber hält der Bauchchirurg seinen Kopf, sieht das gleiche Bild wie auch der andere Chirurg, der neben dem Patienten steht – also die Bauchhöhle des Patienten –, und kann die Kameraaufnahme jederzeit verändern, D.h.vergrößern oder hin- und herschwenken. Unterhalb dieser großen Plastikschachtel sind zwei Griffe, die der Mediziner mit beiden Händen in alle Richtungen bewegen und damit die Arme des Roboters und das chirurgische Werkzeug im Bauch des Nierenspenders haargenau steuern kann. Diese Operationstechnik ermöglicht einen für den Nierenspender sehr schonenden Eingriff. Es wird einerseits sehr wenig Gewebe angeschnitten, andererseits wird dieses auch gleichzeitig durch eine heiße Spitze »zugelötet«. Die meiste Zeit des Eingriffs benötigen die Chirurgen, um sich durch das Fettgewebe des Spenders zu den Blutgefäßen, Urinleitern und der Niere selbst durchzukämpfen. Nach fast drei Stunden sind die Mediziner so weit. Die Niere wird abgetrennt und noch im Bauch in ein schmales Plastiksackerl verpackt. Das andere Ende der Verpackung, das aus dem Körper herausragt, zieht der Chirurg fest und nun ist die Niere durch einen Schnitt am unteren Bauch des Onkels schon draußen.

Während die Wunden im und am Bauch des Patienten zugenäht werden, schleusen bereits zwei OP-Helfer Alexandra aus dem Warteraum in den OP-Bereich. Ich winke ihr zu und möchte wissen, wie es ihr geht.

»Ich bin ein bisschen nervös, aber es hält sich in Grenzen. Bin sehr neugierig, was jetzt kommt, und die Vorfreude ist groß.«

Wir waren bei Ihrem Onkel während der Organentnahme. Alles ist gut gelaufen. Ihre neue Niere sieht sehr schön aus und wartet bereits auf Sie.

»Ja, ich bin schon gespannt.«

Dann geht es bei Alexandra, wie auch bei ihrem Onkel, zügig weiter. Kurze Vorbereitung, Infusion, Anästhesie, und schon kann die Nierentransplantation beginnen. Nach knapp eineinhalb Stunden ist es so weit. Die Spenderniere ist nun an die Blutgefäße des Beckens und mit dem Harnleiter direkt an die Blase angenäht. Der Chirurg nimmt noch eine Klemme vom Nierenhauptgefäß weg, die Niere füllt sich mit Blut, wird röter und lebendiger, und schon arbeitet sie. Dann wird sie noch im Becken von Alexandra positioniert – und mehr oder weniger war es das. Die eigenen Nieren werden bei einer Nierentransplantation nur selten entfernt. Deshalb wird die gespendete Niere grundsätzlich im Beckenbereich der Patienten untergebracht. Dies geschieht v. a. wegen des kurzen Harnleitergefäßes des Spenderorgans, das direkt an die Harnblase der Empfänger angenäht wird.

Obwohl die Nierentransplantation ein komplexes und mit vielen Infektionsgefahren verbundenes Unterfangen ist, zählt dieser Eingriff heutzutage zu den Routineoperationen.

»Die Sterblichkeitsrate während einer Nierentransplantation liegt bei weniger als 0,5 Prozent«, erklärt mir die Leiterin der Transplantationsabteilung. »Innerhalb der ersten 30 Tage nach der Transplantation versterben etwa zwei Prozent unserer Patienten.

Bei der Lebertransplantation ist die Sterberate etwas höher – während der Operation ungefähr ein Prozent und in den ersten 30 Tagen danach ca. fünf Prozent. Es kommt vor, dass Nierenpatienten ein vorgeschädigtes Herz haben, das während der Transplantation zum Stillstand kommt und nicht mehr reanimierbar ist. Dieses Problem ist bei einer Lebertransplantation zwar selten eine Sterbeursache, aber es kommt immer wieder vor, dass der zu transplantierende Patient während des Eingriffes verblutet, weil wir eine plötzliche Blutung nicht stoppen können. Die Haupttodesursache nach einer Lebertransplantation sind Infektionen.«

DIE AUSSCHLUSS-
KRITERIEN BEI
ORGANEMPFÄNGERN

Nicht alle Patienten, die ein Organ brauchen, dürfen transplantiert werden. Menschen, die krank sind und möglicherweise dadurch die Operation nicht überleben oder nach der Transplantation dann bald das gespendete Organ verlieren würden etwa, können nicht transplantiert werden. Sie müssen alle Erkrankungen noch vor der Transplantation behandeln lassen und geheilt werden. Ausschlusskriterien bei Organempfängern sind aber auch Rauchen, Alkoholismus, schwere Depressionen und nicht behandelte psychiatrische Erkrankungen, wie beispielsweise Persönlichkeitsstörungen. Sobald sie aber erfolgreich behandelt werden, darf der Patient auf die Warteliste gesetzt werden. Je nachdem, woran der Transplantationskandidat, neben seiner Grunderkrankung, derentwegen er ein Spenderorgan nötig hat, leidet, können Monate oder Jahre vergehen, bis er für eine Organtransplantation »freigegeben« wird. Manche von ihnen erleben dabei die Ankunft des »rettenden« Organs nicht. Sobald aber jemand auf eine Warteliste für ein Organ gesetzt wird, muss er sich einmal im Monat bei den Transplantationskoordinatoren im zuständigen Transplantationszentrum melden und mitteilen, wie es ihm gesundheitlich geht. Eine akute Erkrankung, wie eine Grippe, Infektionen oder auch etwas Schlimmeres, ist sofort zu melden – genauso, wenn die Betroffenen wieder gesund sind. Es muss immer klar sein, wer von den Transplantationskandidaten für den Eingriff bereit ist.

Ich habe mit einer Dialysepatientin gesprochen, die seit neun Jahren auf eine Spenderniere wartet, und sie gefragt, was es für sie bedeutet, so lange im Ungewissen leben zu müssen, und, v. a., warum sie warten muss.

Dialysepatientin:

»Von Anfang an stand ich auf der Warteliste für eine Nierentransplantation. Doch sehr bald stellten die Ärzte fest, dass ich gewisse Widrigkeiten im Körper habe, wie eine Zyste am Eierstock und ein kleines Gewächs auf der Nebenschilddrüse. Und bevor ich transplantiert werden durfte, musste das alles entfernt werden. Währenddessen bin ich aber von der Warteliste heruntergenommen worden – ›pausiert‹ nennt man das. Das Gesundwerden zieht sich bei mir leider Gottes schon seit neun Jahren hin. Das Problem bei mir ähnelt einer Sisyphusarbeit. Ich hatte die ganze Zeit über so viele gesundheitliche Probleme und Schwierigkeiten, dass ich nicht wieder gelistet, also nicht auf die Warteliste für eine Nierentransplantation gesetzt werden konnte. Jetzt, nach neun Jahren, hat es gerade gut ausgeschaut, aber das Coronavirus hat mir vorerst einen Strich durch die Rechnung gemacht. Jetzt gerade wissen wir gar nichts. Das Einzige, was mir übrig bleibt, ist, wie bis jetzt zu warten und zu hoffen, dass alles wieder gut wird. Von mir und meinem Körper aus würde mir jetzt nichts im Wege einer Listung und einer Transplantation stehen.«

Sie wurden bereits einmal transplantiert. Warum brauchen Sie ein zweites Mal ein Spenderorgan?

»Bevor ich das erste Mal transplantiert wurde, dachte ich mir, sobald man mich auf die Warteliste setzte, bald sind meine Leiden vorbei und ich werde wieder normal wie die meisten anderen leben dürfen. Doch es kam ganz anderes. Ich wurde 2009 transplantiert, dann wurde aber alles noch schlimmer. Damals waren meine Nierenwerte gerade noch so gut, dass ich nicht zur Dialyse musste, und ich stand bereits auf der Warteliste für die Transplantation. Binnen drei Monaten habe ich die Organe auch bekommen. Sowohl die Bauchspeicheldrüse als auch die Niere waren sehr gut – ›jungfräulich‹, wie man das in der Community nennt. Leider hat mein Körper unglaublich stark gegen diese beiden Organe gearbeitet. Sehr bald nach der Transplantation hatte ich sämtliche unvorstellbaren Erkrankungen bekommen, von deren Existenz ich davor keine Ahnung hatte. Z.B., ich wurde mit dem Cytomegalievirus *(gehört zu den Herpesviren, Anm.)* infiziert, das alle meine Organe geschwächt hatte, insbesondere die transplantierte Niere und die Bauchspeicheldrüse. Die Ärzte haben lange gebraucht, bis sie draufgekommen sind, was mit mir los war, da war ich aber ganz schlecht beieinander. Ein Jahr später hat die Niere vollkommen versagt und ich musste an die Dialyse, was seit neun Jahren unverändert ist. Die Bauchspeicheldrüse hat noch eine Weile gearbeitet, dann setzte aber auch sie aus.«

Mit welchen Problemen hatten Sie damals, nach der Transplantation, zu kämpfen?

»Erst ungefähr ein halbes Jahr nach der Transplantation geht es einem gut. Das erste halbe Jahr ist nicht ohne. Man muss immer mit einem Mundschutz herumlaufen. Eigentlich genauso, wie es jetzt, in der Zeit des Coronavirus, allen geht – man sollte nur zu Hause bleiben, Menschenmengen meiden, so geht es einem Patienten nach der Transplantation. Das schöne Leben, von dem man vor der Transplantation geträumt hat, ist es nicht. Es ist auch so viel Ungewissheit dabei. Man steht in der Früh auf, wenn ein bisschen Fieber da ist, wird man panisch – was passiert jetzt? Hat die Organabstoßung begonnen? Muss ich jetzt auf die Intensivstation? Hunderte von Fragen sind plötzlich da und es gibt keine gute Antwort darauf. Also, die erste Zeit nach der Transplantation ist nicht wirklich schön. Wenn diese Phase vorbei ist, hat man dann ein relativ normales Leben. Leider bin ich nicht wirklich in diesen Genuss gekommen, weil ich meine Organe nicht länger als ein Jahr hatte.«

Seit neun Jahren müssen Sie dreimal die Woche jeweils vier Stunden im Krankenhaus verbringen, sich die künstliche Blutwäsche machen lassen. Für die meisten von uns ist das eher unvorstellbar. Wie kommen Sie damit zurecht?

»Das Problem, das mir die Dialyse am Anfang brachte, war die Tatsache, dass durch die künstliche Blutwäsche auch die guten Stoffe aus dem Körper, aus meinem Blut herausgespült wurden. Dadurch, dass ich dreimal die Woche zur Dialyse musste, wurden dabei auch die Wirkstoffe der Medikamente gegen Organabstoßung aus dem Körper herausgenommen, wodurch ich anschließend auch die transplantierte Bauchspeicheldrüse verloren habe. Das war für mich eine absolute Ernüchterung gegenüber dem ursprünglichen Gedanken, dass nach der Dialyse alles gut sein würde, was uns eine Zeit lang auch mit der Person Niki Lauda vorgelebt wurde. Faktum ist, dass Niki Lauda, Gott habe ihn selig, viel Geld hatte, mit dem er sich auch ziemlich viel Gesundheit kaufen konnte. So muss man das sagen. Er konnte sich die besten Therapien leisten, Nahrung, Urlaub, dreimal am Tag einen guten Psychotherapeuten und so weiter. All das kann ich mir als Normalsterbliche nicht leisten. Ich kann mir nicht einmal eine ordentliche Kur leisten. Ich kann nur auf Sachen zurückgreifen, die sich ein Mindestrentner leisten kann, weil ich wegen meiner Erkrankung und Dialyse meinen Beruf nicht ausüben kann.«

Ihre Entspanntheit der Zukunft und der erhofften Transplantation gegenüber fasziniert mich. Woher diese Ruhe und Gelassenheit?
Ich habe mir einen Patienten, der seit neun Jahren zur Dialyse muss und auf ein Organ wartet, anders vorgestellt.
»Ich bin noch relativ jung und glaube, dass ich gute Voraussetzungen für eine baldige Transplantation habe. Ich war auch bis jetzt nie verzweifelt. Ich hatte so viele körperliche Sanierungsmaßnahmen und war mit all dem beschäftigt. Auch meine Dialyse-Leidensgenossen sind relativ entspannt. Alle hoffen auf eine Transplantation, keiner aber ist verzweifelt. Keiner wird von der Rettung zur Dialyse gebracht, jeder fährt alleine, wie auch ich, zum Krankenhaus. Es lässt sich auch so leben, allerdings muss man dreimal die Woche im Spital sein, auf die Ernährung aufpassen, kann nicht arbeiten gehen. Als Transplantierter muss man auch auf vieles achten. Was unmissverständlich nach der Transplantation besser ist, ist die tägliche 24-stündige Entgiftung des Körpers, die man durch die transplantierte Niere dann hat. Genau das aber fehlt einem Dialysepatienten, sein Blut wird nur dreimal die Woche jeweils drei Stunden entgiftet. Das ist eine ganz andere Lebensqualität, das kann sich ein gesunder Mensch nicht vorstellen. Sowohl als Transplantierter als auch als Dialysepatient muss man starke Medikamente nehmen. Nach der ersten Transplantation habe ich am Anfang meine Haare verloren, die Zähne sind mir ausgefallen,

ich hatte offene Wunden am Körper – rosig ist es nicht. Wenn man aber das Organ hat, funktioniert dann die Körperentgiftung tadellos und darauf freue ich mich sehr.«

Woher schöpfen Sie die Energie und die Überzeugung, dass es jetzt, nach einer neuerlichen Nierentransplantation, doch gut gehen würde?
»Ich kenne Patienten, die schon die dritte Spenderniere haben oder auf die dritte Niere warten und sagen, sie würden sich immer transplantieren lassen, weil man das Leben mit einer transplantierten Niere mit dem Leben davor, mit der Dialyse, gar nicht vergleichen kann. Ich hoffe, dass die Welt wieder zurück in die Normalität kehrt und ich auch bald transplantiert werde. Ich stehe ganz oben auf der Liste, weil einem hier die Zeit vom ersten bis zum letzten Dialysetag als Wartezeit auf einer Warteliste angerechnet wird. Und neun Jahre Dialyse, ohne Unterbrechung, hat wahrscheinlich niemand außer mir.«

Was werden Sie dieses Mal anders machen als nach der ersten Transplantation?
»Ich glaube, bei der Transplantation ist die persönliche Einstellung sehr wichtig. Beim ersten Mal war ich sehr blauäugig. Ich wusste gar nicht, was auf mich zukommt. Jetzt weiß ich es und werde mit den Dingen anders umgehen. Ich werde nicht schockiert sein, wenn mir alle Haare ausfallen – ich habe eine Perücke zu Hause –, ich werde nicht panisch, wenn ich ein bisschen Fieber bekomme. Ich werde dem Ganzen positiv gegenüberstehen und das wird dann auch gut werden.«

Wie wirkt sich die Coronavirus-Pandemie auf den Alltag von Dialysepatienten wie Sie aus?
»Das Coronavirus hat bei uns auf der Dialysestation alles durcheinandergebracht. Die Transplantationen sind in ganz Österreich bis Anfang April 2020 eingestellt. Und im April wird neu entschieden, wann und wie es weitergeht. Ich glaube aber, das wird noch länger dauern, weil die Gefahr, nach der Transplantation zu sterben, noch größer ist als ohne das Organ. Denn ein Transplantierter hat ja dann gar keine Abwehrkräfte – bei ihm muss das Immunsystem

vollkommen heruntergefahren werden, damit er das implantierte Organ nicht abstößt. Noch bevor wir das Krankenhaus betreten dürfen, müssen wir uns Fieber messen lassen, dann die Hände desinfizieren und Handschuhe tragen, auch den Mundschutz bekommen wir. Wenn wir die Dialyseabteilung betreten, müssen wir uns ein weiteres Mal das Fieber messen lassen, dann warten, bis man aufgerufen wird. Früher sind wir einfach reingegangen, haben uns ins Bett gelegt und das war es. Jetzt warten wir im Foyer mit Mindestabstand von zwei bis zweieinhalb Metern, und wenn man sich einander nähert, kommt sofort die Security und warnt einen davor. Es ist auch klar, wir sind eine Risikogruppe. Dialysepatienten haben Durchblutungsstörungen, Bluthochdruck, Diabetes, manche haben auch Herzinfarkte hinter sich. Ja, das ist das Leben in der Ausnahmesituation.«

NACH DER IMPLANTATION

Die Nierentransplantierte

Zurück zu Alexandra, der eine Niere ihres Onkels im Wiener AKH transplantiert wurde. Nach der Transplantation kommen die beiden nicht auf die Intensivstation, sondern in den Aufwachraum im OP-Bereich. Anschließend werden sie wieder auf die Normalstation gebracht. Am nächsten Tag werden beide zum ersten »Spaziergang« motiviert. Für gewöhnlich bleibt der Organspender noch an die fünf Tage im Spital, während die Nierenempfängerin noch etwa zwei Wochen in direkter ärztlicher Obhut stehen muss. Dies aus zwei Gründen: Erstens ist die Infektionsgefahr nach der Transplantation sehr groß, und zweitens müssen die transplantierte Niere und ihre Funktion unter strenger Beobachtung bleiben. Wenn alles klappt, wird Alexandra nicht mehr zur Dialyse müssen, weil die neue Niere die Blutwäsche übernimmt.

Fünf Tage nach der Nierentransplantation bin ich wieder im Wiener AKH, um Alexandra und ihren Onkel zu besuchen. Alexandra liegt zwar im Bett, ein wenig blass, aber sie ist gut drauf. Das Bett des Onkels ist leer. Ich frage, ob er bereits entlassen wurde.

Alexandra:
»Nein, noch nicht, aber er ist schon voll mobil und nur selten im Bett.«

Wie geht's Ihnen?
»Danke, den Umständen entsprechend – soweit gut. Ich habe die OP gut überstanden, Gott sei Dank, und es ist alles gut gegangen, ein bisschen müde, Schmerzen natürlich auch. Ich hätte mir nicht gedacht, dass ich jetzt, fünf Tage danach, so dasitzen kann. Hin

und wieder bekomme ich eine Infusion, aber das ist dann alles. Ich habe mir gedacht, dass ich nach der OP sehr viel schlafen und sehr müde sein würde, aber nein. Ich fühle mich ziemlich gut.«

Was ist jetzt anders als vor der OP?

»Erstens einmal bin ich jetzt viel entspannter, weil die Anspannung nach der OP, wenn alles vorbei ist, mal abfällt. Ja, und Erleichterung ist da. Die Ärzte sagen, die Niere arbeitet, es ist alles gut gegangen und ich freue mich schon sehr, dass ich mein Leben bald wieder zurückbekomme, meine Freiheit. Ohne Dialyse zu leben, wieder arbeiten zu gehen, Freunde zu treffen, andere Themen zu haben als nur meine Krankheit. Einfach am normalen Leben teilnehmen. Ich will mir jetzt einmal Zeit geben, um mich zu erholen. Jetzt möchte ich einfach einmal gut leben und möchte, dass sich mein Körper auf die neue Situation und auf das neue Organ gut einstellt. Dann schauen wir weiter.«

Derjenige, der das ermöglicht hat, sitzt nebenan. Haben Sie das nach der Transplantation noch miteinander besprochen?

»Ja natürlich, ich bin ihm sehr dankbar. Das habe ich ihm in den letzten Tagen sehr oft gesagt. Wenn man wieder ins Leben zurückwill und jemand so unterstützend da ist und sagt: ›Ich mache das, ich stehe ein dafür, es wird alles gut gehen, weil es mir wichtig ist, dass du lebst und dass es dir gut geht‹, das ist einfach ein Wahnsinn. Das findet man nicht so schnell. Für ihn gibt es auch Auswirkungen. Es ist eine lange OP und sich dem freiwillig zu unterziehen – Hut ab!«

Onkel:

»Das sehe ich nicht so, ich glaube, dass es da sehr viele gibt, die das genauso machen würden. Für mich ist das eher eine Selbstverständlichkeit. Man ist mehr oder weniger dazu verpflichtet.«

Alexandra:

»Ich muss sagen, wenn ich mich bedanke und du es nicht hören willst – das ist auch in Ordnung, aber ich glaube, du weißt gar nicht, wie dankbar ich dir bin.«

Denken Sie daran, Alexandra zu helfen, mit Ihrem Geschenk besser und leichter umgehen zu können?

Onkel:
>»Das muss sie mit sich selber ausmachen. Da kann ich ihr nicht helfen. Wir werden wahrscheinlich einmal nach Mariazell gehen, das haben wir so gesagt, eine Wallfahrt machen. Es gibt irgendwas über uns, davon bin ich überzeugt, und wenn das Leben einmal vorbei ist, werden wir Rechenschaft ablegen müssen, und da ist es vorher nicht schlecht, dass man ein paar Mal auch dankbar ist. Sie war an der Kippe zum Sterben, muss man auch sagen. Durch diese Spende ist die volle Lebensqualität zwar noch nicht da, aber ich würde mal sagen, 90 Prozent schon, und da muss man dankbar sein. Da kann sie schon einen kleinen Fußmarsch nach Mariazell in Kauf nehmen.«

Alexandra:
>»Ja, ich bin natürlich dabei, ich denke, das ist auch ein schönes gemeinsames Projekt, ich bin auch schon den Jakobsweg mit dem Rad gefahren. Ich mache so was sehr gerne. Ich betätige mich gerne sportlich, und das mit diesem Gedanken der Dankbarkeit zu verbinden ist großartig. Ich bin zutiefst dankbar.«

Was kommt jetzt auf Sie zu?
>»Jetzt, am Beginn, bekomme ich eine sehr hohe Dosis von drei verschiedenen Immunsuppressiva. Zunächst Kortison, das wird intravenös verabreicht. Die Ärzte haben mir das so erklärt, dass das mit der Zeit reduziert wird. Dazu kommen auch die anderen Medikamente, die meine Immunität schwächen müssen. Am Anfang, vor und nach der OP, ist die Dosierung sehr hoch, um das Risiko einzudämmen, dass der Körper das Organ abstößt. Bei mir wird jeden Tag in der Früh Blut abgenommen, bevor ich die Medikamente bekomme, damit die Ärzte den richtigen Spiegel ermitteln können und mich so einstellen, dass nicht zu viel und nicht zu wenig davon da ist. Das ist natürlich am Anfang schwierig, weil der Körper doch durcheinander ist und die Befunde sehr schwanken. Es ist wichtig, dass das täglich gemacht wird. Es sollte sich aber in den nächsten

Wochen einpendeln, sodass der Blutspiegel dann konstant wird und man sich auf einem Level besser bewegen kann.«

Wie lange wird es noch dauern, bis Sie wieder arbeiten gehen können, schwimmen, reisen dürfen?

»Das ist sehr individuell und immer verschieden, weil jeder anders auf eine Transplantation und auf die Medikamente reagiert. Ich kann die Nebenwirkungen noch nicht abschätzen. Auf jeden Fall bis zu einem halben Jahr kann das gehen, bis man wieder voll einsatzfähig ist. Man muss am Anfang sehr mit Infektionsgefahren aufpassen – wenn man z. B. einer Menschenmenge ausgesetzt ist, wodurch die Keimanzahl erhöht ist, aber mein Immunsystem runtergefahren ist. Man darf sich nicht unnötig Risiken aussetzen. Bis zu einem halben Jahr ist die Dosierung der Immunsuppressiva auf jeden Fall sehr hoch. Danach kann man damit zurückgehen und dann arbeitet das eigene Immunsystem auch wieder.«

Durch das Gespräch mit Alexandra wird mir klar, wie wichtig die Vorarbeit der Transplantationsmediziner ist. Jede Information über den Ablauf vor, während und nach der Transplantation, die die Patientin wiedererkennt, gibt ihr das Gefühl, alles sei unter Kontrolle, alles laufe nach Plan und sie sei auf dem besten Weg zu ihrer vollständigen Genesung. Doch der Weg zu einer völligen Heilung und einer Alltagsnormalität ist ein langer, sagen die Mediziner.

»Nach der Transplantation sollte der Patient ein Leben lang zu Kontrollen gehen«, teilt mir die Leiterin der Transplantationsabteilung mit, »entweder im Transplantationszentrum selbst oder in einem speziellen Nachsorgezentrum, und er muss sein Leben lang Medikamente einnehmen. Es gibt allerdings einige wenige Beispiele von lebertransplantierten Patienten, bei denen viele Jahre nach der Transplantation die Medikamente von Patienten selbst, ohne ärztliche Genehmigung und Begleitung, abgesetzt wurden. Davon würde ich aber sehr dringend abraten. Wenn Patienten die verordneten Medikamente absetzen wollen, dann kann man unter ärztlicher Begleitung versuchen, diese Medikamente sozusagen schrittweise abzusetzen. Das funktioniert allerdings bei sehr wenigen der transplantierten Patienten.«

Der Herztransplantierte

Es sind fünf Wochen vergangen, seit Ulf Scheriau ein Spenderherz implantiert bekommen hat. Er ist von einem Rehabilitationszentrum für Herztransplantierte, wo er sich seit drei Wochen befindet, nach Hause gefahren, um meinem Wunsch, ihn zu interviewen, entgegenzukommen. Er spaziert mit seiner Ehefrau durch den eigenen Garten, weil ich mit meiner Kamera unbedingt bezeugen möchte, wie fit er ist. Schlank, aber nicht mager, fröhlich, eine gesunde Gesichtsfarbe, lächelnd, und ich glaube, er will gar nicht verstecken, wie stolz er ist, dass er es geschafft hat, dass es ihm wieder gut geht. Ich bin sicher, dass er wahrnimmt, wie verdutzt ich ihm zusehe.

Ulf Scheriau:
»Ich bin mittendrin in einem Rehabilitationsverfahren mit einer vom AKH Wien mitgenommenen To-do-Liste, da werden die Medikamente genau bestimmt. Das Therapieprogramm besteht aus Fahrradtraining, Wandern, aus Einzelheilgymnastik und verschiedensten Therapieeinheiten, die den Körper wieder an seine normale Leistungsfähigkeit heranführen sollen.«

Fallen Ihnen die Übungen schwer, schaffen Sie alle?
»Ich nütze die Pausen zwischen den Therapieeinheiten, um meine eigenen Therapiemärsche zu machen, um viel Stiegen zu steigen. Ich verwende, das habe ich mir selbst auferlegt, keinen Lift, sondern lasse keine Stufe aus, um diese als Trainingseinheit zu nutzen. Ich bin erstaunt. Ich habe es mir vorher nicht vorstellen können, dass man fünf Wochen nach der Transplantation in der Lage ist, das, was ich tue, körperlich leisten zu können. Ich habe es für undenkbar gehalten und umso glücklicher bin ich jetzt, dass es mir gelungen ist. Es ist trotzdem ein steiniger Weg, der viel Willensstärke abverlangt, viel Motivationskraft.«

Es klingt nach viel anstrengender körperlicher Arbeit und Motivationssuche. Wie gelingt es Ihnen, all das zu bewältigen und Herr der Lage zu bleiben?
»Ich sage immer, Probleme sind da, um gelöst zu werden. Gefragt sind aktive Beiträge der eigenen Person, des Patienten, und nicht

passives Verhalten. Ein steiniger Weg, der ja mit der Operation noch nicht beendet ist, sondern eigentlich Kehrseiten aufzuweisen hat: Ich muss jetzt zukünftig Immunsuppressiva nehmen. Ich muss Gruppen meiden, wenn es irgendwo eine Grippewelle gibt. Ich muss steriler leben als andere Personen, ich bin unter ständiger ärztlicher Kontrolle. Aber das Geschenk dafür ist die Lebensqualität, die ich wiedergewonnen habe, und wenn man sich einmal in einem richtigen Tief befindet und es dann doch nach oben geht, dann wird jeder kleinste Schritt nach oben als Erfolg empfunden, und an diesen Erfolgspunkten versuche ich mich nach vorn zu arbeiten.«

Sind Sie in Ihrem Alltag noch immer stark eingeschränkt?

»Die Ernährungseinschränkung nach der OP ist relativ gering. Ein transplantierter Patient sollte keine Rohprodukte essen, aber sonst steht mir eine große Palette an Möglichkeiten zur Verfügung. Meine Stimme ist eine andere und das ist auch eine Folge der OP. Das ist ein typischer Nebenschauplatz, der manche stärker, manche weniger trifft. Bei mir ist es die dritte Operation am offenen Herzen. Zweimal wurde der Stimmnerv nicht irritiert, diesmal ist er irritiert. Es arbeitet eine Logopädin mit mir und ich versuche es mit Massagen und so weiter. Der HNO-Arzt hat gesagt, es sei, Gott sei Dank, zu keiner Verletzung des Stimmnervs gekommen, sondern nur zu einer ›Irritation‹, und die Nerven merken sich halt solche Irritationen besonders lange und brauchen ihre Zeit, um es zu vergessen. Ich hoffe, dass ich wieder mit meiner normalen Stimme sprechen kann. Aber ich freue mich auf ein aktives zukünftiges Leben mit einem gesunden Herzen. Dass meine Frau und ich wieder verreisen können, dass wir wieder in die Berge gehen können. Sie ist nahezu seit der Geburt Alpenvereinsmitglied. Sie sagt immer, ihr gehe das Herz auf, wenn sie die Berge sieht und wenn sie über der Waldgrenze sei. Ich werde daran arbeiten, dass wir das wieder gemeinsam machen können, weil wir eine verschworene Einheit sind. Seitdem ich erkrankt war, haben wir uns das so zurechtgelegt, dass ich einen besonderen Wert darauf gelegt habe, dass meine Frau nicht mein Leben, das Leben eines Kranken, führen soll, sondern dass sie mit ihrer

Schwester sehr wohl einen Skiurlaub macht, dass sie Aktivitäten setzt, dass sie mit Freundinnen wandern geht. Auch wenn man sich noch so gut versteht, soll es nicht dazu führen, dass der andere extreme Lebenseinschränkungen haben muss. Wir haben uns das ganz toll zurechtgelegt und haben diesbezüglich auch in einer gewissen Form Lebensqualität gefunden.«

Der Weg, den Sie bis jetzt miteinander gegangen sind, ist keinesfalls ein einfacher. Was hält Sie zusammen?
»Das Wichtige ist, dass wir so verbunden sind, dass wir eigentlich als Einheit leben, aber jeder auch mit seinen eigenen Gedanken. Als ich extrem geschwächt war, war ich froh, dass ich überhaupt sitzen konnte. Aber wenn meine Frau gesagt hat: ›Komm einen Sprung in die Küche‹ oder so was Ähnliches, habe ich zwar immer gehadert, aber ich bin ihr immer gefolgt. Und das war nicht leicht für mich. Die ganze Zeit mit Lungenentzündung, extreme Wasserrückstände in den Beinen, in den Händen, das Atmen war fast unmöglich. Ich habe mich gefürchtet vor dem Schlafengehen, weil ich dabei immer Erstickungsanfälle gehabt habe. Sobald ich mich flach hingelegt habe, habe ich das Gefühl gehabt, ich bekomme keine Luft und ich habe mir damals gedacht, am besten, ich schlafe nur mehr im Sitzen.«

Was hat Sie dazu geführt, sich auf die Warteliste für die Transplantation setzen zu lassen?
»Erstens, ich habe gewusst, dass mein eigenes Herz sehr schwach und selbst nicht mehr einsatzfähig war, sondern Unterstützung brauchte. Ich habe gewusst, dieses extrem geschwächte Herz kann jederzeit aufhören zu schlagen. Als ob ein Damoklesschwert über meinem Kopf hängen würde – es kann plötzlich aufhören zu schlagen. Ich habe dann den Defibrillator bekommen, den Herzschrittmacher, um diesen plötzlichen Herztod zu vermeiden, aber ich habe gewusst, mit so einer Kombination kann man nicht ins hohe Alter gehen, sondern ich muss früher oder später auf diese Situation reagieren, wenn ich mir eine Zukunft sichern will. Ich habe gewusst, ich nütze die Zeit mit der Herzpumpe, um mich körperlich fit zu machen für eine Transplantation, die schon

früher geplant war, aber aufgrund meines erhöhten Lungendrucks verschoben wurde. Vielleicht war das der Grund, dass ich so schnell transplantiert wurde. Die Herzpumpe war de facto nur mehr für die Überbrückungszeit da.«

Haben Sie sich vor der Transplantation Gedanken über den Herzspender gemacht?

»Nein, überhaupt nicht. Das ist jetzt nicht Undankbarkeit, sondern ich bin meinem Schicksal dankbar, dass es mir nach diesem massiven Herzinfarkt die Möglichkeit gibt, solche Sachen nutzen zu können. Aber ich habe immer gesagt, ich habe eine gewisse Lebensphase mit meinem eigenen Herzen verbracht. Ich habe dann, um weiterleben zu können, eine technische Hilfe in Anspruch genommen, und jetzt wollte es das Schicksal so, dass mir die Möglichkeit gegeben wird, mit einem gesunden Herzen weiterzuleben. Für mich ist das kein Thema, würde mir etwas passieren, dass ich natürlich gerne meine Organe spende. Das ist für mich ein Akt der Selbstverständlichkeit, aber ich gehe kein einziges Mal am Abend schlafen oder wache in der Früh auf und mache mir Gedanken darüber, dass ich ein fremdes Organ in mir trage. Das ist eine Fügung des Schicksals, das ist eine tolle Leistung der Medizin und ich bin nur dankbar und mache mir das Leben insofern nicht schwer, indem ich in die Tiefe denke und versuche, Fragen zu beantworten, die nicht beantwortbar sind.«

Scheriaus Ehefrau:

»Ich bin glücklich, dass er das Kunstherz nicht mehr benötigt, dieses ganze elektrische Zubehör, was er mit sich jedes Mal herumtragen hat müssen. Er konnte nicht einmal vom Bett aufstehen, ohne dass er die Tasche mit den Batterien für das Kunstherz mitgenommen hat. Er hat immer schauen müssen, dass nicht zu viel Zug auf diesem Kabel ist, das aus seinem Körper herausging. Mein Mann hat etwas gemacht, was nicht viele machen, die ein Kunstherz haben. Er hat unter Tag die Akkus, die diese Herzpumpe angetrieben haben, um den Bauch verteilt und gar nicht in der dafür vorgesehenen Tasche getragen. Im Hosengürtel hat er den Motor der Herzpumpe getragen. Man hat das im täglichen Leben gar nicht erkannt, was er mit sich herumtragen musste, um leben zu können.«

Sie haben da eine Menge auf sich genommen, die Ihnen davor völlig fremd waren. Wie sind Sie mit alldem fertiggeworden?
»Wenn mein Mann sich mehr angestrengt hat, musste ich ihm täglich den Verband wechseln, dort, wo das Elektrokabel aus seinem Bauch herauskam. Drei Jahre lang musste ich das regelmäßig tun. Das ist relativ aufwändig, mit Schürze, Mundschutz, Handschuhen, Pinzette und so weiter. Ich habe es mir zugetraut und gesagt, ich will das lernen und das mache ich für meinen Mann. Es war nie ein Zwischenfall, es gab nie eine Entzündung oder irgendetwas und ich bin sehr froh, dass mir das gelungen ist. Das war halt meine Art, auch meinen Mann zu unterstützen, und das war auch eine gewisse Art unserer Unabhängigkeit von den anderen.«

Die Lebenserwartung mit einem fremden Herzen ist völlig unterschiedlich und nicht wirklich voraussehbar. Jedenfalls sind die Gesundheit des Patienten vor der Transplantation, die Qualität des fremden Organs und die Zeit, die das Herz vor der Implantation ohne Sauerstoffversorgung war, dabei entscheidend. Es ist auch wichtig, dass es nach einer Transplantation zu keinen Infektionen kommt, weil der Körper des Organempfängers durch die das Immunsystem dämpfenden Medikamente wesentlich schwächer ist und ernsthaften Infektionen, v. a. im ersten Jahr, kaum Paroli bieten kann. Hier muss besonders in den ersten sechs Monaten auf intensive Hygiene geachtet werden, ebenso wie große Menschenmengen zu meiden sind. Die geschwächte körperliche Abwehrkraft ist auch einer der Gründe, warum Transplantierte öfter an Krebs erkranken. Medikamente, die die körpereigene Immunität herunterfahren, lösen mitunter schwere Nebenwirkungen aus, die auch die anderen Organe schädigen könnten. Den Körper eines transplantierten Patienten in einer guten Balance zu halten, ohne ihm zu schaden, stellt ein sehr komplexes und schwieriges Unterfangen dar, das eher seltener gelingt. 75 von 100 Transplantierten erleben das zweite Jahr mit dem Spenderherzen. Etwa 65 Prozent der Herztransplantierten leben länger als fünf und 50–60 Prozent länger als zehn Jahre nach der Transplantation. Mit berechtigtem Stolz sprechen Herzchirurgen über Patienten, die seit über 30 Jahren mit einem fremden Herzen leben können.

Der Lebertransplantierte

Doch nicht alle Patienten, die ein Spenderorgan dringend brauchen, befinden sich in einem relativ guten körperlichen Zustand. Viele Patienten sterben, noch ehe das lebensrettende Organ kommt. Bei dem 53-jährigen Niederösterreicher Martin Rapp wurden 2017 mehrere Tumore in der Leber festgestellt. Seine einzige Überlebenschance war, eine ganze Leber von einem hirntoten Patienten zu bekommen, weil eine Teiltransplantation nicht mehr möglich war.

Martin Rapp:

> »Bevor es zur Operation gekommen ist, habe ich alle Krankheiten im AKH erwischt, die man nur haben kann, alle Infektionen, alles Mögliche. Ich hatte immer mehr Wasser im Körper. Ich bin punktiert worden. Das Wasser ist aber wieder und immer wieder zurückgekommen. Aus allen Körperteilen, aus den Füßen, aus den Händen, überall ist mir das Wasser durch die Haut rausgeronnen. Überall, wo ich gestanden oder gesessen bin, war eine Lache unter mir. In späterer Folge habe ich zusätzlich noch Blut verloren, jede Menge. Ich hatte eine massive Magenblutung. Nach jeder Gastroskopie habe ich noch mehr geblutet. Als ich aufs Neue zu einer Magenuntersuchung geschickt wurde, rief der Arzt, der die Untersuchung durchführen sollte, seinen Kollegen an, der mich zu ihm geschickt hatte, und sagte ihm: ›Lieber Kollege, es tut mir leid, ich mache das nicht mehr. Der Patient steht hier nicht mehr auf, wenn ich das noch einmal tue. Ihr müsst euch etwas anderes überlegen. Das kann ich nicht mehr machen.‹ Eine Spenderleber stand sogar für mich bereit, aber mein körperlicher Zustand war so schlecht, dass ich nicht operiert werden konnte. Also wurde die für mich vorgesehene Leber jemand anderem verpflanzt.«

Wie ist es dazu gekommen, dass Sie eine Spenderleber brauchten?
> »Ich habe keine Vorzeichen gehabt, keine Schmerzen vorher, ich habe auch einen Urlaub in Italien gebucht und wollte für ein

Wochenende nach Lignano fahren. Dazu kam es leider nicht. Im Mai 2017, plötzlich in der Früh, hatte ich einen Wasserbauch, der immer größer geworden ist. Ich bin dann zum Hausarzt gefahren. Der meinte, dass das nicht gut ausschaut, ich müsste einen Ultraschall machen lassen, bei einem Röntgenfacharzt. Das habe ich dann gemacht. Man hat festgestellt, ich habe viel Wasser im Bauch und meine Leber steht unter enormem Druck. Der nächste Arzt hat mich stationär aufgenommen. Ich wurde untersucht und alle Ergebnisse wurden einem Leberspezialisten übermittelt. Letztendlich kam heraus, dass ich mehrere Tumore in der Leber habe, die man nur mit einer kompletten Leberentfernung und einer neuen Leber bekämpfen kann. Es war keine Teiltransplantation mehr möglich.«

Wie ist es dann doch dazu gekommen, dass Sie eine Spenderleber bekamen?
»Ich bin 125 Tage im AKH Wien gelegen, musste nach diesem Aufenthalt erst wieder gehen lernen. Ich hatte eine schwierige Operation, die ich auch gut gemeistert habe. Als mich schon alle aufgegeben hatten und die Ärzte mir sagten, dass es wahrscheinlich nichts mehr für mich gibt, habe ich plötzlich Fortschritte gemacht. Innerhalb kürzester Zeit habe ich meine ganzen Krankheiten fast überwunden. Mir ist es einmal 14 Tage am Stück gut gegangen und siehe da, es gab eine Leber. Die war zwar nicht für mich bestimmt, hat aber für mich genau gepasst. Den Patienten, für den die Leber bestimmt war, konnten sie telefonisch nicht erreichen. Das ist so geregelt, man wird ja gelistet. Ich stand auf der Liste ganz oben und wenn man da nach zweimaligem Anruf nicht erreichbar ist, wird die Leber weitergegeben und man muss sich wieder hinten reihen lassen. Ich hatte das Glück, dass die Leber zum richtigen Zeitpunkt für mich da war, und so kam in der Früh der Herr Oberarzt zu mir ans Krankenbett und sagte: ›So, wir haben eine Leber, es geht los.‹ Und so ist es dann losgegangen.«

Wie war das für Sie, hatten Sie Angst vor dem unerwarteten Eingriff?
»Ich habe so einen Stress gehabt, weil ich noch eine Menge zu tun hatte, u. a. noch ein Röntgen machen lassen, alles schnell in der

Früh. Meine Lebensgefährtin musste ich noch anrufen, die soll kommen, hat der Arzt gesagt, es ist wichtig, dass sie dabei ist. Für mich war es Stress pur. Zum Nachdenken hatte ich keine Zeit. Ich habe mich weder gefreut noch sonst irgendwas. Das machen wir jetzt und aus, basta! Dann bin ich nach der Operation munter geworden und mir ist es gleich gut gegangen. Ich habe nur einen wahnsinnigen Durst gehabt. Alles, was ich habe trinken dürfen, war genau abgemessen. Ich hätte das Zehnfache trinken können, aber ich habe nicht dürfen. Ich habe einfach alles über mich ergehen lassen, ich habe viel gebetet zu der Zeit.«

Wie wichtig war es für Sie, dass Ihre Lebensgefährtin die ganze Zeit für Sie da war?
»Extrem wichtig. Das war das einzige Ziel, das ich jeden Tag hatte. Ich habe immer auf die Uhr geschaut, wann sie endlich kommt. Immer rausgeschaut beim Zimmerfenster, bei der Türe, die immer offen war. Ach, sie kommt schon, ich höre sie schon! Meine Lebensgefährtin ist immer freundlich empfangen worden. Sie hat mir den Rückhalt gegeben, sie war einfach da. Ich habe mich um nichts kümmern brauchen.«

Das soziale Netz der transplantierten Patienten, sowohl vor als auch nach der Transplantation, ist von größter Bedeutung für ihr Überleben. Dabei haben es die Familienangehörigen nicht einfach. Martin Rapps Lebensgefährtin hat eine besonders harte Erfahrung mit Transplantationspatienten gemacht. Auch ihr früherer Partner hatte auf ein Spenderorgan gewartet.

Martin Rapps Lebensgefährtin:
»Auch mein Ex-Mann hatte einen Leberkrebs und war im gleichen Krankenhaus, auf derselben Station und im selben Patientenzimmer wie Martin, nur viele Jahre davor. Leider konnte man ihm damals nicht mehr helfen. Er war für eine Lebertransplantation vorgemerkt, aber es ist nicht mehr dazu gekommen. Und dann hat das Schicksal bestimmt, dass ich einen Mann als Partner habe, der dasselbe Leiden hat, der genauso alt ist, der dieselbe Krankheit hat, der in dasselbe Krankenhaus muss, auf dieselbe

Station – und ich weiß nicht, wie es ausgeht. Ich hatte ein Problem, das Krankenhaus zu betreten. Ich konnte dort nicht hineingehen und meine Tochter hat gesagt: ›Du musst das machen, du musst das für Martin machen.‹ Also ist mir nichts anderes übrig geblieben. Früher habe ich resigniert, was nicht richtig war, und da habe ich jetzt gedacht, ich muss kämpfen, egal was es kostet. Ich gehe nicht hinaus aus dem AKH, bevor er ein Organ bekommt. Wir waren auch bei einer Psychologin vom Transplantationsteam im AKH und die hatte am Anfang das Gefühl, wir sind Alkoholiker. Wir haben sie aber dann vom Gegenteil überzeugt. Wir haben es letzten Endes ihr zu verdanken, dass mein Mann das Organ bekommen hat.«

Inwiefern?

»Weil sie eigentlich diejenige ist, die das letzte Okay für eine Organtransplantation gibt. Der Chirurg macht das Seine, aber die Psychologin sagt: ›Ja, der ist geeignet oder nicht, weil er kein Alkoholiker ist – oder eben doch.‹«

Martin Rapp:

»Dadurch, dass ich einen Hobby-Weinbaubetrieb gehabt habe, viele Weinkunden in Oberösterreich, auch Schnaps gebrannt habe und etliche Auszeichnungen bei einer Schnapsgala errungen habe, dachte die Psychologin, ich sei Alkoholiker. Bei uns ist das immer so gewesen, wenn jemand in den Weinkeller gekommen ist, ob es Kunden waren oder Freunde, da trinkst ein Achterl. Bei uns ist das so gang und gäbe. Wir haben eine eigene Kellergasse, das ist wie eine Ortschaft. Da ist ein Keller neben dem anderen, wie es halt in einer Kellergasse ist, und wenn man da draußen ist, und wir waren viel draußen, weil wir eben viel Arbeit hatten mit unserem Wein. Wir haben mehrere hundert Liter Wein erwirtschaftet und auch selbst in Flaschen gefüllt und ihn auch vermarktet. Da ist schon eine Menge Arbeit dahinter. Da trinkt man halt öfter ein Achterl Wein mit den Leuten. Wenn es einmal regelmäßig wird, dass man jeden Tag ein Achterl trinkt, ist das für einige schon zu viel. Darum hat mir die Psychologin nicht geglaubt, dass ich kein Alkoholiker bin.«

Menschen, die ein fremdes Organ erhalten haben, werden verständlicherweise von der Angst begleitet, das transplantierte Organ könnte abgestoßen werden oder aufhören zu funktionieren. Das Gefühl zu haben, meine neue Leber hält und ich muss um mein Leben keine Angst mehr haben, dafür braucht Martin Rapp noch Zeit. Trotzdem geht es ihm gut. Er bäckt gerne. Seinen Mohnkuchen haben mein Kamerateam und ich genussvoll verspeist und noch je ein Stück nach Hause mitgenommen. Auch seinen Garten pflegt er, schneidet die Rosenstöcke und Obstbäume und genießt vor allem die Anwesenheit seiner Lebensgefährtin. Damit das alles so bleibt und noch besser wird, muss er täglich viele Medikamente nehmen, vor allem jene, die das Abstoßen der Spenderleber verhindern:

»Ja, das ist kein Problem, weil eben meine liebe Herta, meine Lebensgefährtin, die richtet mir alles in der Früh, am Frühstückstisch: Auf einem Teller liegen schon meine Tabletten, meine Säfte, mein Glas Wasser dazu und mein Kaffee. Jeden Tag richtet sie das für mich her. Die Tabletten nehme ich auch am Abend. Das hat sich schon so eingespielt, da brauche ich gar nicht mehr nachdenken, denn das ist wie das Amen im Gebet. Sie ist sehr besorgt um mich. Wehe, ich nehme was nicht oder nicht zur richtigen Zeit! Herta kümmert sich um alles, sie fährt mit mir zum Hausarzt und erledigt die Rezepte und das mit der Krankenkasse. Alle Medikamente muss man bewilligen lassen. Das ist alles nicht so einfach. Das ist ja nicht so wie bei einer Kopfwehtablette, die man in der Apotheke holt. Wenn die Bewilligung da ist, kann die Apotheke die Medikamente bestellen und wir holen sie dann. Das ist alles nicht lagernd, und die Sachen sind schweineteuer.«

Wie viel geben Sie monatlich für Medikamente, die das Abstoßen des Organs verhindern, aus?
»Im Monat sind es zwischen 50 und 70 Euro, die wir als Selbstkosten zu tragen haben. Die Medikamente werden uns vom AKH verschrieben und sind lebensnotwendig.«

Wie viele Tabletten müssen Sie täglich nehmen?
»Neun Stück am Tag.«

Und wie gut vertragen Sie diese?

»Ausgezeichnet. Keine Nebenwirkungen, außer vielleicht, dass ich schnell müde werde, aber das ist nicht relevant. Verträglich sind sie alle.«

DER EMOTIONALE DRUCK BEI ORGANEMPFÄNGERN

Wir alle hängen voneinander ab, wir brauchen einander, weil wir verwundbar sind. Wir werden krank, einsam oder alt und dabei erwarten wir jedes Mal Empathie und Hilfsbereitschaft von Menschen aus unserer Umgebung oder von unseren Angehörigen. Auch wenn das nicht unbedingt ausgesprochen wird, so haben wir doch so etwas wie eine moralische Verpflichtung, einander beizustehen. Doch Hilfe und Unterstützung von jemand anderem zu brauchen, sich das einzugestehen und dies auch zu verlangen, kostet uns oftmals noch eine ordentliche Portion Überwindung. Alle Transplantierten, die ich interviewte, meinten ausnahmslos, dass sie wesentlich lieber an der Stelle des Spenders wären als an jener des Empfängers.

2007 lernte ich einen damals 24-jährigen Österreicher im Wiener AKH kennen. Er litt an einer Nierenschwäche und musste sich zweimal die Woche einer Blutwäsche unterziehen. Sein Vater hatte beschlossen, dem Sohn eine seiner beiden Nieren zu schenken, was die Chance des jungen Mannes auf ein »normales« Leben extrem steigern würde. Ich stand vor den beiden mit meiner Kamera und hatte mit ihnen ausgemacht, sie am nächsten Tag bei der Transplantation zu filmen. Als ich den jungen Mann fragte, wie es sich anfühle, ein so großes Geschenk anzunehmen, wurde er unruhig und brauchte eine Weile, bis er mir erleichtert die Antwort gab: »Es ist schon schwer, das anzunehmen. Das weiß ich schon.«

Ich ließ nicht nach und fragte, warum.

»Ja, das ist ein Teil von ihm«, erwiderte der Sohn sofort. »Das ist ein Teil von ihm, das ich dann habe und – es fehlt ihm zwar nicht, aber er wird aufgeschnitten, so wie ich. Ich habe, glaube ich, eine größere Narbe, aber er muss auch eine Woche hier liegen. Und hat auch noch die Schmerzen von fünf Tagen oder so. Es ist schon eine große Sache, finde ich. Aber ich denke mir, wenn er so ein großes Opfer bringt, dann ist es kein Problem für ihn.«

Sein Vater, der am gleichen Bett saß und zu mir und meiner Kamera blickte, antwortete seinem Sohn, für ihn sei es kein Problem, ihm eine Niere zu schenken, es sei kein Opfer. Sein Sohn versuchte ihm zu erklären, dass er sich Sorgen mache, was passieren würde, falls die Transplantation nicht gelänge. Dann wäre alles umsonst.

Liebevoll, aber nicht überzeugend sagte sein Vater: »Aber mach dir den Druck nicht so groß. Es kann immer etwas schiefgehen. Und ich verlange überhaupt nichts Besonderes – in dem Sinne, dass du dich jetzt so verhalten musst. Also, da fürchte ich fast, dass du dir den Druck zu groß machst.«

Am nächsten Tag fanden die beiden chirurgischen Eingriffe statt. Nach fast sechs Stunden erlebte und filmte ich mit, wie sich die geschenkte Niere mit dem Blut des 24-Jährigen füllte und von dem Chirurgen in seinen Unterbauch eingesetzt wurde. Sechs Tage nach der Transplantation besuchte ich die beiden wieder. Dem jungen Mann ging es sehr gut, aber seine Sorgen um den Vater wurden nicht kleiner, v. a. weil der unter relativ starken Schmerzen litt, dies aber bagatellisieren wollte:

»Ich habe eine ganz erfreuliche Nachricht. Ich habe von den Ärzten gehört, die Niere funktioniert ausgezeichnet. Dein Körper hat sie angenommen. Es sind schon Blutwerte gemacht worden. Was glaubst du, was du für Kreatinin-Werte hast? Du hast 0,9. Wie eine normale Niere. Optimal.«

Sohn:
»0,9 – wie normal. Ein Traum, ein Wunder. Jetzt kann ich alles machen. Ich kann jetzt auf Urlaub fahren, jetzt kann ich alles machen, was ich früher nicht habe machen können. Ich war immer müde.«

Vater:
»Z. B. Sport.«

Sohn:

»Aber ich wollte dir noch einmal danken. Du hast Schmerzen. Das ist alles ein Wahnsinn. Das ist nicht selbstverständlich, dass das jemand macht, eigentlich. Es gibt sicher hunderttausende Familien, die das nie füreinander machen würden. Ich meine, ich kann nicht mehr als Danke sagen.«

Vater:

»Das genügt mir. Das genügt mir.«

Sohn:

»Danke.«

Elf Jahre später, Ende Mai 2018, traf ich Vater und Sohn wieder. Dieses Mal drehte ich einen Film zum Thema Hilfe – Hilfe leisten und annehmen können. Als ich nach Situationen und Protagonisten suchte, die dazu passen würden, erinnerte ich mich bald an die tiefen Sorgen jenes jungen Mannes um die Gesundheit seines Vaters und die Angst, »einem so großen Geschenk« (wie der Niere) nicht gewachsen zu sein. Als ich seinen Vater anrief und fragte, ob es ihnen gut gehe und von meinem Anliegen erzählte, sagte dieser mir, erfreut über meinen Anruf, dass es beiden gut gehe und sie einem Interview zustimmen würden.

Eine Woche später besuchte ich die Männer mit meinem Kamerateam. Wir filmten Vater und Sohn in deren kleinem, aber prachtvollem Garten. Ich fragte sie, ob sie für meinen Film gemeinsam Kirschen pflücken würden. Sie holten eine große Leiter, stellten sie unter den Kirschbaum und kletterten hinauf. Während der Sohn einen gelben Plastikkübel hielt, warf sein Vater die gepflückten, blutroten Kirschen in den Kübel. Die Anspannung, in der ich die beiden vor elf Jahren im Wiener AKH verlassen hattte, war nicht mehr da. Aber irgendetwas Seltsames lag in der Luft. Mein Bild auf dem Kameramonitor war schön, stimmig und drückte genau das aus, worum es in meinem Film ging, aber für mich war es unglaubwürdig.

Ich nehme wahr, dass die beiden etwas älter geworden sind. Ja, es ist mehr als ein Jahrzehnt vergangen, seit wir uns zuletzt begegneten. Der nun 35-jährige Sohn muss weiter jeden Tag Medikamente nehmen, damit die von seinem Vater gespendete Niere nicht abgestoßen wird. Der junge Mann ist aber froh darüber, dass er nicht mehr zur Dialyse muss, und ist seinem Vater nach wie vor sehr dankbar. Zuerst frage ich den Vater:

Wieso haben Sie damals versucht, Ihrem Sohn das Geschenk, Ihre Niere, kleiner und annehmbarer zu machen?

Vater:

»Vielleicht auch aus dem Wissen, dass es schwierig ist für ihn, so etwas anzunehmen. Und der Versuch zu sagen, es ist gar nicht so schlimm, ihm es leichter zu machen. Aus heutiger Sicht würde ich es nicht mehr so machen, sondern sagen, dass es doch etwas Großes ist, von sich etwas herzugeben. Nicht, dass ich mich jetzt anders entscheiden würde, überhaupt nicht. Also die Frage, würde ich es noch einmal so machen, ist für mich so klar, ich würde es genauso wieder machen. Nur die Gesprächsführung, was Sie jetzt anschneiden, hätte ich damals anders gemacht. Offensichtlich war ich damals der Situation nicht wirklich gewachsen, nicht reif, offen und ehrlich genug, mich über so ein Problem mit meinem Sohn auszutauschen.«

Können Sie die Sorgen Ihres Sohnes, die er sich um Sie machte, jetzt besser verstehen?

»Vor etlichen Jahren wurde bei mir ein Nierenstein auf der rechten Niere diagnostiziert. Das ist natürlich schon problematisch. Wenn man zwei Nieren hat, da weiß man, wenn irgendetwas ist, dann hat man noch die andere. Aber mit einer Niere wird plötzlich dieses eine Organ sozusagen das Überlebensorgan. Und dann sieht man existenziell, was das bedeutet. Und so vermute ich, dass intuitiv bei uns beiden so etwas mitgeschwungen hat, das wir damals nicht verbalisieren konnten. Ich habe es damals so dargestellt, als ob meine gespendete Niere etwas Kleines wäre. Jetzt würde ich sagen: Ja, so eine Operation ist nie etwas Einfaches.«

Sohn:

»Seine Spende war damals für mich riesig, es war unvorstellbar riesig. Ich wollte nicht, dass er etwas tut, wo es ihm dann schlechter geht. Es könnte sein, dass die eine Niere jetzt z.B. nicht funktioniert bei ihm, dass er einen Unfall hat, dass irgendetwas passiert. Und dann müsste er wieder die Dialyse machen, obwohl ich eigentlich derjenige bin, der die Dialyse machen müsste. Wenn es umgekehrt gewesen wäre, hätte ich es genauso gemacht. Ich hätte ihm oder meinen Brüdern sofort eine Niere gespendet, wenn sie eine brauchen würden. Aber eine Niere anzunehmen ist sehr schwer. Es ist für mich wirklich schwer, etwas anzunehmen.«

Vater:
»Wenn 2007 die Situation gewesen wäre, dass ich eine Niere brauche und mein Sohn sie mir gespendet hätte, ich hätte sie nicht angenommen.«

Warum nicht?

Vater:
»Für mich wäre viel zu sehr im Vordergrund gestanden, er hat sein Leben noch vor sich. Ich bin viele Jahre noch vor ihm und diese Sorge – was wenn? – hätte mich wahrscheinlich erdrückt und es nicht annehmen lassen.«

Wie oft haben Sie bis jetzt über das Geschenk geredet?
»Es ist jetzt das erste Mal, dass wir unsere Gefühle, die durch das Spenden meiner Niere entstanden sind, so austauschen. Was nicht heißt, dass wir über die Operation nicht geredet hätten. Aber diese Tiefe, in der wir jetzt gerade austauschen, was noch dahintergesteckt hat, hatten wir bis jetzt nicht.«

Können Sie sich jetzt vorstellen, was da alles bei Ihrem Sohn mitgeschwungen hat – die Angst um Sie, die Angst um sich selbst, ob er diese Verantwortung auch noch tragen könnte?
»Ja, das kann ich mir gut vorstellen. Sehr, sehr gut kann ich mir das vorstellen. Das hängt auch damit zusammen, dass elf Jahre vergangen sind, gewisse Lebenserfahrungen noch dazugekommen sind. Vor allem, dass dieses Wesen von Schenken und Annehmen heute einen ganz anderen Stellenwert für mich hat. Dass auch der,

der etwas annimmt, eine große Tat vollbringt. Nicht nur der, der etwas gibt, ist unter Anführungszeichen ein Held. Die Angst, die Sorgen, die er um mich gehabt hat, sind auch etwas Großartiges im Sinne, auch da kommt eine Liebe durch. Die Liebe des Sohnes, die er zu mir als Vater hat.«

Das große Geschenk, die gespendete Niere, hätte aber den Sohn fast erdrückt, wie mir dieser anschließend erzählt: Einige Jahre nach der Nierentransplantation suchte der junge Mann das Weite und verließ seine Familie. Eine wichtige Rolle spielte dabei die gespendete Niere, ein Geschenk, das der Junge mit nichts überbieten konnte. Als seine langjährige Liebesbeziehung in die Brüche geht, wird er obdachlos und lehnt jegliche Hilfsangebote seines Vaters ab:

»Ich war voll berufstätig, 40 Stunden, ganz normal, hab' aber mit einem Arbeitskollegen auf der Straße geschlafen. Wir haben teilweise auf der Donauinsel übernachtet, wir haben im Auto übernachtet. Es war schwer, ich wollte es selber schaffen, auf meine Art und Weise. Ich wollte nicht zurückkriechen zum Papa und sagen: ›Kann ich bei dir übernachten?‹ Und wie es der Zufall so will, oder wie man das so sagt, ist im Dezember die Narbe von der Niere aufgerissen, ein Teil davon. Das war sehr schmerzhaft und ich bin im Dezember doch zum Papa gegangen und habe mal gefragt, was das sein könnte. Und das war der Zeitpunkt, wo ich wieder Hilfe von ihm angenommen habe. Der Papa hat mich gefragt, ob ich nicht da bei ihm übernachten möchte. Das war dann schon Dezember, da war es schon eher kühl und nicht mehr so wirklich super mit dem Draußen-Schlafen und Alleine-Überleben. Und seitdem, seit Dezember letztes Jahr, bin ich wieder da, beim Papa. Er hat mir viel geholfen in der Zeit, muss ich sagen, finanziell, es war nicht leicht. Wir konnten wirklich über Dinge reden, über die wir früher nie geredet haben, und ich habe wieder Anschluss zu Familie und Freunden gefunden. Annehmen ist immer noch schwer für mich, wirklich schwer. Aber langsam, Stück für Stück geht's.«

ORGANISATORISCHE RAHMENBEDINGUNGEN FÜR DIE TRANSPLANTATION

Dass ein Spenderorgan heutzutage zu einem passenden Organempfänger, der möglicherweise Tausende von Kilometern entfernt ist, findet, und das innerhalb kürzester Zeit, gleicht einem Wunder. Besonderes wenn wir daran denken, dass die meisten europäischen Länder verschiedene Sprachen, aber auch verschiedene Transplantationsgesetze und Regelungen haben. Alle Transplantationszentren müssen untereinander gut koordinieren können und sich an die zentralen Regeln halten; die Wartelisten müssen transparent, klar und nachvollziehbar erstellt und pausenlos aktualisiert werden; der aktuelle gesundheitliche Zustand aller auf ein Organ wartenden Patienten muss den zuständigen Ärzten in den jeweiligen Transplantationszentren immer bekannt sein; die Transplantations-, aber auch Organ- und Arzttransportkosten müssen oft unter mehreren Ländern aufgeteilt und von diesen getragen werden; gleichzeitig muss darauf geachtet werden, wer ein Spenderorgan am dringendsten braucht, wer mit diesem Spenderorgan am längsten leben könnte und zu wem das Organ am besten passt. Damit am Ende alle Organempfängerinnen und -empfänger das benötigte Spenderorgan bekommen, muss es eine funktionierende nationale, aber auch internationale Infrastruktur geben – ein beeindruckender, aber auch ein teurer Apparat.

Eurotransplant

Eurotransplant ist eine 1967 gegründete niederländische Stiftung mit Sitz in Leiden, 30 bis 40 Kilometer südlich von Amsterdam, mit circa hundert Mitarbeitern. Etwa 40 von ihnen sind rund um die Uhr damit beschäftigt, für jedes Spenderorgan, das innerhalb der Eurotransplant-Länder (Niederlande, Belgien, Luxemburg, Deutschland,

Österreich, Slowenien, Kroatien und Ungarn) gewonnen wird, in kürzester Zeit dem bestmöglichen Organempfänger zu ermitteln. Nach einem multilateralen Abkommen werden Spenderorgane unter diesen acht Staaten, je nach Dringlichkeitsgrad, verschickt und transplantiert. Grundsätzlich wird dabei darauf geachtet, zu verhindern, dass ein Land zum permanenten Lieferanten und ein anderes zum reinen Nutznießer wird. Der Sinn so einer zentralen Koordinationsstelle ist einerseits organisatorischer und finanzieller Natur, andererseits wird so aber das Angebot an Spenderorganen und damit auch die Chance auf Lebensrettung größer.

Der Allokationsraum (Verteilungsraum) bildet das Herzstück von Eurotransplant. Es ist ein etwa 30 Quadratmeter großes Büro, in dessen Mitte sechs aneinandergereihte Arbeitstische mit je einem Computer platziert sind. Die Mitarbeiterinnen und Mitarbeiter sitzen einander gegenüber, tippen auf ihren Tastaturen, suchen nach Daten auf den Bildschirmen und telefonieren leise mit ihren Gesprächspartnern in den Eurotransplant-Ländern. Es sind die Koordinatoren, die in jedem der insgesamt 79 Transplantationszentren (Deutschland hat 43, die Niederlande und Belgien je zehn, Kroatien sechs, Ungarn fünf, Österreich vier, Slowenien eines, Luxemburg null) sitzen und als Erste die Daten eines Organspenders nach deren Bekanntwerden in ein Computerprogramm eingeben und per Internet an die Eurotransplant-Zentrale in Leiden weiterschicken. Dort sind auch die Daten von bis zu 15.000 Menschen, die auf ein Organ warten, archiviert.

Hoch an einer Wand über den Köpfen der Mitarbeiter hängt ein Monitor, auf dem die Namen jener Länder stehen, die aktuell Organspender gemeldet haben, deren Organe verteilt werden. Ein mulmiges Gefühl überkommt mich, während ich die Bürosituation mit meiner Kamera filme und höre, wie mehrere Mitarbeiter von Eurotransplant auf Deutsch, Englisch und Holländisch die Daten über verschiedene Körperorgane ins Telefon weitergeben. Es sieht wie in einer kleinen Telefonzentrale aus, jedoch mit sehr viel Pietät und Zurückhaltung. Je länger ich hier filme und mich auf die Atmosphäre einlasse, desto entspannter fühle ich mich. Ich möchte nicht verschweigen, dass mich die Arbeitsweise dieser Menschen beeindruckt. Eine von ihnen ist eine junge Frau, die hier aber schon über langjährige Erfahrung verfügt. Sie sitzt vor dem Computer und tippt in die

Tastatur. Was sie genau schreibt, darf ich nicht sehen – das war die Abmachung. Als sie aufsteht und ihre Pause genießt, gewährt sie mir ein Interview:

»Das Allokationszentrum ist wirklich das Herzstück von dieser Stiftung. Ich weiß nicht, ob Sie die Klingel im Hintergrund auch hören. Die bedeutet, dass gerade ein ›Spender-Update‹ läuft. Das kann entweder ein wichtiges ›Spender-Update‹ zu einer laufenden Spende sein, vielleicht ist aber auch gerade ein neuer Spender aus den acht Ländern vermittelt worden. Am Tag sind es zwischen drei, vier bis zu 15 Spendern, die uns gemeldet werden. Total willkürlich. Manchmal fragen die Leute: Hat das etwas mit dem Wetter zu tun, hat das etwas mit der Jahreszeit zu tun? Das kann man aber nicht voraussagen. Wir sind abends zu fünft. Es ist immer nur einer für die jeweilige Spende zuständig. Wenn die Organspende reinkommt, dann gibt es sechs, sieben Schritte von der Spendermeldung bis hin zum Ende.«

Wie ermitteln Sie die Organempfänger, wenn bei Ihnen ein Organspender gemeldet wird?

»Wenn wir über Organvermittlung sprechen, haben wir einmal die Patientenseite, die Warteliste, also die Patienten, die registriert sind, ca. 15.000 von ihnen. Dazu haben wir die Spenderdaten, die akut eingegeben werden, wenn es eine Spendermeldung gibt. Bei den Patientendaten, die auf ein Organ warten, ist das so: Es gibt in Österreich vier Transplantationszentren, die für die Datenerhebung der Patienten, die auf die Warteliste kommen, verantwortlich sind. Damit hat Eurotransplant nichts zu tun. Die Transplantationszentren sind dafür verantwortlich, dass die Daten des Patienten, die später hier bei uns erscheinen, korrekt sind. Wir sind nur eine Schnittstelle, mit der alle acht Länder arbeiten. D.h., wenn das AKH Wien einen Patienten auf die Warteliste setzt, erscheint der mit einer individuellen Eurotransplant-Nummer im System.«

Nehmen wir an, einer der Transplant-Koordinatoren aus dem AKH Wien ruft jetzt an und sagt Ihnen, bei einer 45 Jahre alten Frau sei der Hirntod diagnostiziert und sie sei gerade zur Organentnahme freigegeben worden. Wie würden Sie in dem Fall vorgehen?

»Ich schaue die Spenderdaten an: Was habe ich da für einen Spender vor mir liegen, welche Organe werden ermittelt, Blutgruppe, gibt es eine Blanko-Vorgeschichte oder gab es eine Krankheitsgeschichte? Was ist das für eine Spende, wie wird die Vermittlung vermutlich aussehen, wann ist der Entnahmezeitabschnitt geplant? Und so weiter. Also ich habe vor mir auf der einen Seite Daten von allen auf ein Organ Wartenden und auf der anderen Seite Daten des neu gemeldeten Organspenders. Jetzt drücke ich auf die Taste ›Matching‹, und schon werden die Daten verglichen und die passenden Organempfänger ermittelt. Es werden alle, ca. 15.000 Patienten auf der Warteliste, mit diesem einen individuellen Spender gematcht. Pro Spende, die bei Eurotransplant gemeldet wird, wird die Warteliste sortiert und es wird nach den spezifischen Merkmalen geguckt, welcher Patient dafür in Betracht kommt, und dann wird die Warteliste neu sortiert. Wenn das ›Matching‹ abgeschlossen ist, habe ich für jedes Organ, das angeboten wurde, eine neu sortierte Warteliste. Auf dem Bildschirm sehe ich das jeweilige ›Ranking‹. Dann fange ich bei Empfänger eins an und rufe das jeweilige Krankenhaus an, wo die ermittelten Organempfänger gemeldet sind, und sage: ›Eurotransplant, wir haben hier ein Herzangebot, Spendernummer 123.456 für Ihren Empfänger 65.4321. Können Sie sich die Spenderdaten anschauen und lassen Sie uns innerhalb von 30 Minuten wissen, ob Sie das Angebot akzeptieren oder ablehnen.‹ So funktioniert das dann. D. h., wir machen ein Angebot und bieten die Daten an. Dann muss sich das Zentrum bei uns zurückmelden und uns eine Antwort geben: ›Ja, wir akzeptieren‹, oder ›Nein, wir akzeptieren nicht, weil etc.‹ – und das machen wir dann so lange, bis jedes weitere Organ vermittelt ist.«

Nach welchen Kriterien ermitteln Sie den Organempfänger?
»Es hat damit zu tun, dass ich immer wissen muss, was für ein Patient das ist und um welches Organ es sich handelt. Es gibt zwei Möglichkeiten, das zu ermitteln, entweder nach Dringlichkeit oder wer die beste Voraussicht hat, mit dem Organ zu überleben. Z. B., bei der Leber geht es darum: Wer ist am hochdringlichsten? Wenn jemand ein akutes Leberversagen hat, steht er an erster Stelle. Beim Herzen ist die Dringlichkeit auch ausschlaggebend. Bei den

Lungen ist wiederum die Überlebenschance mit dem gespendeten Organ entscheidend. Es gibt aber allgemeine Kriterien, angefangen bei Gewicht, Größe, Blutgruppe. Dann gibt es aber auch organspezifische Kriterien und die geben die Krankenhäuser bei der Registrierung des Patienten ein. Es gibt ein allgemeines Spenderprofil, aber es gibt auch ein individuelles Spenderprofil, das für den Organempfänger gewünscht wird, wo etwa das Alter des Spenders eingeschränkt wird. Man kann sich natürlich vorstellen, dass die Organe eines Erwachsenen für ein Kind zu groß sind.«

Worauf wird bei der Organverteilung noch geachtet?

»Üblicherweise geht national vor international. Wenn eine Organspende aus Österreich kommt, möchte man die Organe auch in Österreich transplantieren. Nehmen wir wieder das Beispiel Leber, das ist ziemlich deutlich. Wenn man ein akutes Leberversagen hat, dann verstirbt der Patient üblicherweise innerhalb von drei Tagen. In dem Fall ist es sinnvoller, dass man bei diesem Ausnahmepatienten dafür sorgt, dass er auch als Erster das Organ bekommt. Wenn jetzt aber gleichzeitig zwei Patienten, je einer in Deutschland und in Österreich, ein Leberversagen haben, bekommt der österreichische Patient die Leber, obwohl beide als hochdringlich gelistet sind, weil das Leberangebot aus Österreich kommt. Also national vor international.«

Wann vergibt man einem Organempfänger den Hochdringlichkeitsstatus und wer tut das?

»Es gibt festgelegte Kriterien, wann jemand als hochdringlich eingestuft werden darf. Das entscheiden die Gremien in den jeweiligen Transplantationszentren in den Mitgliedsländern von Eurotransplant und nicht Eurotransplant selber. Z.B. das Krankenhaus Gießen sagt: ›Wir haben hier einen jungen Herzempfänger, der muss hochdringlich gelistet werden.‹ Das Spital stellt also den Antrag an Eurotransplant für diese Listung. Jetzt organisieren wir und führen ein Auditverfahren durch, um zu prüfen, ob dieser Patient diesen Status bekommen soll oder nicht. Die Auditoren sind Transplantationsärzte aus den acht Eurotransplant-Mitgliedsländern. Beim Herzen sind es drei Auditoren, die die Daten des Patienten bewerten und aufgrund bestimmter Kriterien sagen: ›Das ist ein Empfänger, der ein Recht hat, hochdringlich gelistet zu werden‹ – oder auch nicht. Wenn die drei Auditoren ihre Antwort gegeben haben und das Verfahren abgeschlossen ist, vergibt Eurotransplant dem Patienten den Hochdringlichkeitsstatus oder nicht und gibt die Rückmeldung an das Transplantationszentrum ab. Die Auditverfahren sind bei jedem Organ etwas anders, aber wir sind tatsächlich auch hier nur das ausführende Organ.«

Arbeiten Sie auch mit Ländern zusammen, die keine Eurotransplant-Mitglieder sind?

»Wir haben Vereinbarungen und Abkommen, dass wir in Ausnahmesituationen auch mit diesen Ländern zusammenarbeiten. Eurotransplant hat ein Gebiet von etwa 135 Millionen Einwohnern. Eigentlich können wir uns selbst versorgen, in Anführungsstrichen. Es gibt aber Ausnahmen. Man kann z. B. an eine Kinderspende denken, in Blutgruppe AB. Größe und Gewicht spielen eine große Rolle. Es gibt relativ wenige Kinder auf der Warteliste. Wenn Eurotransplant eine Kinderspende hat und wir keinen geeigneten Empfänger für ein jeweiliges Organ finden können, haben wir Protokolle, an welche Länder wir anbieten dürfen. Andersrum genauso. Wenn etwa Großbritannien keinen geeigneten Empfänger für eines der Organe finden kann, dann geht das Angebot an andere Organisationen, mit denen man vorher Verträge abgeschlossen hat, um so zu gewährleisten, dass keine Organe von potenziellen Spendern verloren gehen.«

Wie kommen Sie mit Ihrer Arbeit zurecht?

»Was hier bei uns besonders ist, ist die Tatsache, dass während unserer Arbeit täglich zwei Seiten aufeinandertreffen: Spenderseite und Empfängerseite. Das geht uns schon auch nahe. Es gibt immer Spenden, die berühren einen sehr. Das wirkt noch ein bisschen nach, wenn man sich von der Zentrale auf den Weg nach Hause macht. Aus diesem Mitgefühl heraus ist aber die Arbeit uns allen auch sehr wichtig. Manchmal ist es auch so, dass unvorhergesehene Probleme entstehen, und da ist jedes Mal der ›Spirit‹, das Unmögliche möglich machen zu wollen, da. Sei es, dass es einen

Vulkanausbruch gibt und der Transport über Europa zusammenbricht, oder einen Sturm, der aufkommt, oder einen Patienten, der unerwartet nicht transplantabel ist. Ja, die Organspende kann ein länger dauernder Prozess werden. Das kann auch mehrere Tage laufen. Einfach gesagt, man zittert innerlich ein bisschen mit, dass es klappt.«

Die Wartelisten

Laut Eurotransplant warteten im Dezember 2019 allein in Österreich 938 Menschen auf ein Spenderorgan. Jeder sechste von ihnen erlebte eine Organtransplantation nicht. Laut Bundesverband für Gesundheitsinformation und Verbraucherschutz – Info Gesundheit e.V. gab es im Januar 2020 insgesamt 9.004 Patientinnen und Patienten in Deutschland, die aktiv auf ein Organ warteten, davon 5.300 Neuanmeldungen. Die durchschnittliche Wartezeit für eine Niere beträgt in Österreich 39 Monate. Für eine Leber sind es zwischen drei und sechs Monate und für ein Pankreas ebenso. In Deutschland ist die Wartezeit mindestens doppelt so lang wie in Österreich. Auf eine Spenderniere warten Betroffene in der BRD fünf bis sechs Jahre lang, für eine Leber muss man sich sechs bis 24 Monate gedulden – und genauso lang für ein Herz. Die Wartezeit kann für den Wartenden einen enormen Stress bedeuten, weil er buchstäblich jederzeit für die gewünschte Transplantation angerufen werden könnte. Das bedeutet in der Praxis, immer erreichbar und nie weit von Zuhause weg zu sein. Das ist aber nicht alles. Damit die Implantation des benötigten Organs auch durchgeführt werden kann, darf der Patient auf keinen Fall fiebrig oder gar richtig krank sein – abgesehen von seiner Grunderkrankung, derentwegen er ein Spenderorgan braucht. Dazu kommen ärztliche Termine und Blutanalysen, die der Patient mindestens alle drei Monate dem Transplantationszentrum, in dem er sich als Organempfänger hat registrieren lassen, abliefern muss. Diese Befunde werden an Eurotransplant weitergeschickt, sodass jederzeit bekannt ist, in welchem Zustand sich der Organempfänger befindet und mit welchem Organprofil des Spenders er kompatibel ist.

Sowohl das österreichische als auch das deutsche Transplantationsgesetz verlangen, dass Spenderorgane v. a. nach zwei Kriterien verteilt werden: Dringlichkeit und Erfolgsaussicht. Das Problem ist, dass diese zwei Kriterien in der Praxis einander grundsätzlich ausschließen. Patienten, die das Organ am dringendsten brauchen, stehen knapp vor dem Sterben. In den meisten Fällen heißt dies nicht nur, dass der gesamte Körper extrem geschwächt ist, sondern auch, dass durch das »schlechte« Organ, das ausgetauscht gehört, noch einige andere Organe in Mitleidenschaft gezogen worden sind. Oft leiden Betroffene zusätzlich an Bluthochdruck und Diabetes. Bekommen solche Patienten ein Spenderorgan transplantiert, ist bei ihnen die Wahrscheinlichkeit, dass das Organ abgestoßen wird oder dass sie bald sterben, wesentlich höher als bei Menschen, die erst seit Kurzem ein geschwächtes oder dysfunktionales Organ haben. Bei denen liegt der Gesundheitsgrad wesentlich höher als bei Sterbenden. Doch wie sollen Organe gerecht verteilt werden? Nehmen wir an, Sie wären eine Ärztin oder ein Arzt. Wie würden Sie entscheiden, wenn Sie auf einer Intensivstation zwei zehnjährige Kinder hätten, die wegen eines angeborenen Herzfehlers im Sterben lägen und dringend ein Spenderherz bräuchten – Sie aber hätten nur ein Herz zu vergeben? Keiner kennt die Antwort auf diese Fragen besser als der Leiter der Transplantationsabteilung im Wiener AKH, der bereits unzählige Herztransplantationen durchgeführt hat:

»Ja, die Warteliste ist natürlich damit zusammenhängend, dass es nicht genug Organe gleichzeitig für jeden Patienten gibt. D. h., die Patienten müssen warten. Die erste Einteilungsstufe ist die Blutgruppe. Wir transplantieren nach wie vor alle Patienten nach der Blutgruppe, also A, B, o, AB. Damit teilt sich schon einmal die Liste in vier Teile auf, wobei in Österreich die Patienten sehr unterschiedliche Blutgruppen haben. Es sind ca. 40 Prozent Blutgruppe A oder o, während nur vier Prozent unserer Patienten Blutgruppe AB haben. Natürlich, je weniger Organspender, desto weniger Spenderorgane gibt es. Das gleicht sich dann ein bisschen aus. Auf der anderen Seite ist für uns die Dringlichkeit der nächste wichtige Schritt. Es können Patienten, die auf ein Organ warten, in einem sehr schlechten Zustand sein und auf einer Intensivstation liegen , und wir bekommen relativ kurzfristig die Information:

›Dieser Patient braucht eine Transplantation.‹ Wir machen dann in sehr kurzer Zeit die Untersuchungen und können innerhalb von ein bis zwei Wochen wissen: ›Der Patient – ja, nein?‹, oder innerhalb von Tagen sogar wissen: ›Ja, nein‹, weil wir wissen, dass diese Patienten rasch versorgt werden müssen. Patienten werden also in verschiedene Dringlichkeitsstufen eingeteilt.«

Wie wichtig ist dabei die Wartezeit eines potenziellen Organempfängers?

»Die Wartezeit ist ein wichtiger Punkt. Es soll möglichst gerecht sein, sodass nicht einer, der nur drei Tage wartet, rascher drankommt als einer, der 300 Tage wartet. Allerdings, wenn die Dringlichkeit das verlangt, kommen diese Patienten nach vorne. Ca. 20 bis 25 Prozent unserer Patienten werden über diese Hochdringlichkeitsstufe transplantiert. Die Warteliste ist aber auch für die verschiedenen Organe unterschiedlich, weil die Kriterien für eine Herztransplantation anders sind als für eine Nieren- oder eine Lebertransplantation. Für alle Transplantationen trifft zu, dass die Blutgruppe zwischen Spender und Empfänger gleich sein muss – Betonung auf gleich und nicht nur zusammenpassend wie bei der Lebendspende. Der Grund dafür ist kein medizinischer, sondern die Verteilungsgerechtigkeit. Es gibt Blutgruppen, z. B. Blutgruppe 0. Ein Organ der Blutgruppe 0 kann an alle anderen Blutgruppen transplantiert werden. Patienten mit der Blutgruppe 0 können aber nur ein Organ der Blutgruppe 0 erhalten. Würde jetzt kompatibel verteilt werden, sprich: ein Organ der Blutgruppe 0 verteilt sich auf alle Blutgruppen, dann sinkt die Wahrscheinlichkeit für die Patienten, die wirklich Blutgruppe 0 haben und auf genau so ein Organ angewiesen sind. Das wäre eine ungerechte Verteilung.«

Wie wird das bei einer Lebendspende gehandhabt?

»Im Lebendspende-Setting kann man sich auf medizinische Kriterien zurückziehen, denn wenn eine Mutter ihrem Kind eine Niere spendet, spendet die Mutter genau ihrem Kind die Niere. Hier brauchen nur medizinische Kriterien erfüllt zu sein. Im Leichen-Setting müssen auch ethische Kriterien und solche der Verteilungsgerechtigkeit erfüllt sein. Wir können natürlich auch sogenannte blutgruppenkompatible Transplantationen machen, also, nicht nur ident, A auf A, 0 auf 0, AB auf AB. Wir können auch kompatibel wie bei den Transfusionen arbeiten. D.h., ein Nuller-Organspender ist ein Universalspender. Sein Herz könnte man jedem anderen Patienten geben. Man darf aber nicht vergessen, dass dadurch Patienten mit Blutgruppe 0 benachteiligt sind. Das darf man nur unter besonderen Umständen machen. Wenn es z. B. keinen passenden Empfänger in Blutgruppe 0 gibt, können wir das Organ auch einem Patienten mit Blutgruppe A, B oder AB geben. Bei A ist es halt für AB möglich und AB-Patienten haben in dem Fall einen Vorteil, weil sie jedes Organ bekommen können. Aber – und da gibt es auch die Regeln bei Eurotransplant – das kann man nur machen, wenn man keinen sonstigen passenden Empfänger dafür hat.«

Ein Kriterium bei der Organverteilung unter den Eurotransplant-Mitgliedstaaten ist, dass Organe in jenem Land transplantiert werden, in dem sie auch gewonnen wurden. Ein Spenderorgan verlässt grundsätzlich das Spenderland nur in zwei Situationen: Zum einen, wenn das Organ in einem anderen Mitgliedsstaat der Eurotransplant-Länder dringender gebraucht wird, und zum anderen, wenn das gespendete Organ keinen passenden Empfänger im Spenderland findet. Dazu die Leiterin der Transplantationsabteilung im Wiener AKH:

»Da gibt es aber auch Ausnahmen. Bei der Niere ist es durch die Gewebetypisierung ein wenig komplizierter, ein passendes Organ zu finden. Wenn wir jetzt in Wien einen Organspender haben und der Gewebetyp seiner Niere ganz genau zum Gewebetyp eines Patienten in einem anderen Zentrum in einem anderen Land von Eurotransplant passt, dann wird diese Niere dorthin verschickt. Aber der lokale Faktor spielt in der Organverteilung schon eine wichtige Rolle. Ein weiteres Beispiel, wann ein Organ das Spenderland verlässt: Bei einem Patienten, der Knollenblätterpilze gegessen hat, sind eine schwere Vergiftung und ein sofortiger Leberausfall die Folgen. Das Organ funktioniert nicht mehr. Für die Leber gibt es aber kein einziges technisches Unterstützungssystem, wie es das für andere Organe gibt. Einen Patienten, der keine Nierenfunktion hat, kann ich dialysieren, einen Patienten, der ein komplettes Herzversagen hat, kann man eine Zeit lang, manchmal sogar permanent, mit einem Kunstherz versorgen und so weiter. Für das Organ Leber haben wir keinen Ersatz. Ohne eine funktionierende Leber zu sein ist ein ziemlich sicheres Todesurteil. Wenn so ein Patient nicht innerhalb von zwei bis vier Tagen transplantiert wird, ist er tot. In so einem Fall gibt es die Möglichkeit, einen sogenannten High-Urgency Request bei Eurotransplant zu machen. Das bedeutet, es wird der Antrag gestellt, dass dieser Patient so schnell wie möglich eine Spenderleber bekommt. Diese Entscheidung kann innerhalb kürzester Zeit gefällt werden, und wenn diesem Antrag stattgegeben wird, dann bekomme ich für meinen Patienten in Wien das nächste verfügbare passende Organ, egal aus welchem der Eurotransplant-Länder. Es kann durchaus sein, dass es in Berlin gerade einen Organspender gibt, dann muss Berlin diese Leber nach Wien schicken. Das ist aber wie eine Art Kredit zu betrachten. D. h., die nächste Leber, die in Österreich zur Verfügung gestellt wird und den Kriterien entspricht, müssen wir später an Berlin übergeben.«

Egal, ob jemand hier sie dringend braucht oder nicht?
»Nein, wenn ich einen anderen High-urgency-Patienten habe, hat der schon Vorrang, aber für diese Leber, die ich aus Berlin bekommen habe, muss eine andere zurückgegeben und die Schuld beglichen werden, obwohl ich Patienten auf der Warteliste habe, die dieses Organ auch brauchen könnten.«

Warum sind die Wartelisten organspezifisch?
»Weil die Kriterien für die unterschiedlichen Organe eben verschieden sind. Im Fall einer Nierentransplantation oder eines Patienten, der eine Nierentransplantation benötigt, erfolgt die Reihung auf der Warteliste nach der Blutgruppe, das gilt für alle Organe. Die Blutgruppe muss gleich sein. Bei der Nierentransplantation ist ein wichtiges Kriterium zusätzlich die Gewebeverträglichkeit und die Wartezeit. Da gibt es eine Formel, wo eben diese verschiedenen Kriterien eingehen. Dann wird ein Punkteschema errechnet und nach diesem Punkteschema entsteht die Reihung auf der Warteliste. Bei der Lebertransplantation ist ebenfalls, wie

für alle Organe, die Blutgruppe, die gleich sein muss, ein Kriterium und auch noch ein gewisses Zusammenpassen von Größe und Gewicht zwischen Organspender und -empfänger. Das hat anatomische Ursachen, weil sonst die Leber nicht transplantiert werden kann, und in manchen Zentren, so wie in Wien z.B., spielt auch die Wartezeit der Patienten eine Rolle. Und so ergibt sich eine Reihenfolge auf der Warteliste.«

Wie werden die Wartezeiten-Unterschiede bewertet?
»Es hängt von der Organzuteilung oder den Merkmalen, die für die Organzuteilung wichtig sind, ab. Bei der Niere ist das Hauptkriterium der Organzuteilung eine möglichst gute Übereinstimmung des Gewebetyps. Bis ein Organ gefunden ist, das genau denselben oder einen sehr, sehr gut kompatiblen Gewebetyp hat, dauert es länger als bei der Leber, wo dieses Kriterium gar nicht herangezogen wird. Bei der Niere weiß man, dass nur Leichenorgane, wo der Gewebetyp möglichst gut zusammenpasst, auch am längsten überleben können. Bei der Leber ist das nicht der Fall. Da ist der Gewebetyp als Kriterium nicht von Bedeutung. Der Gewebetyp wird zwar bestimmt, aber er wird nicht für die Verteilung herangezogen und auch nicht für die Entscheidung, ob ein Organ für einen Patienten akzeptiert werden kann. Diese Daten werden erst im Nachhinein wissenschaftlich ausgewertet.«

Wie gehen Sie vor, wenn der Patient, der als nächster Organempfänger ermittelt wurde, krank oder nicht erreichbar ist?
»Wenn aus irgendeinem Grund ein Patient, der an Position eins ist und transplantiert werden soll, zu diesem Zeitpunkt gerade nicht transplantabel ist, weil er z.B. eine Infektion hat, dann ist die Nummer zwei dran, und das muss ganz genau dokumentiert werden. Das wird natürlich über Eurotransplant überprüft. In Österreich haben wir einmal im Jahr auch ein Transplant-Audit *(Kontrollverfahren, Anm.)*, das in Begleitung des Bundesministeriums für Gesundheit durchgeführt wird *(ÖBIG-Transplant, Anm.)*. Die protokollieren das ganz genau.«

Die Gewebetypisierung

Um eine erfolgreiche Organtransplantation und ein langjähriges Funktionieren des Organs zu ermöglichen, müssen viele Faktoren bei Organempfängern und auch -spendern berücksichtigt werden. Ganz oben auf der To-do-Liste steht die Ermittlung der Blutgruppe und der Gewebeverträglichkeit. Wie es bei einer Transfusion mit einer nicht passenden Blutgruppe zu Blutverklumpungen kommt, so kann ein Spenderorgan von seinem Empfänger abgestoßen werden, was zum baldigen Tod des Transplantierten führen könnte. Umgekehrt, je besser die Gewebeverträglichkeit, desto schneller und besser kann das gespendete Organ von seinem Empfänger aufgenommen und langlebig werden. Mittlerweile sind über 70 verschiedene Gruppen von Gewebeeigenschaften bekannt. Besonders wichtig ist die Gewebetypisierung bei Transplantationen von Nieren, Pankreas und Dünndarm. Jedes der 79 Transplantationszentren der Eurotransplant-Mitgliedsländer führt Gewebetypisierungen von Organspendern und -empfängern durch. Während der Organentnahme bei einem Hirntoten schneidet man einige kleine Teile von der Milz heraus und schickt sie an das Labor des Transplantationszentrums. Aus einem Stück dieses Organs können einzelne Zellen isoliert und anschließend die Gewebetypisierung ermittelt werden. Die genauen Daten der Gewebetypisierung sendet man gleich nach diesem Verfahren in die Eurotransplant-Zentrale, wo sie in den Computer eingegeben und mit den Daten aller auf der Warteliste Registrierten verglichen werden. Die daraus entstandene Kreuzliste mit sämtlichen Patienten, die in dem konkreten Fall als Organempfänger infrage kämen, wird zurück an die Transplantationszentren geschickt.

Im Zuge meines Aufenthalts in der Eurotransplant-Zentrale durfte ich das Laboratorium des Universitätsklinikums Leiden besuchen, wo auch Gewebetypisierungen durchgeführt werden. In einem relativ kleinen Laborbereich in zwei großen Kühlschränken werden u. a. Gewebeproben von Organempfängern aufbewahrt, die lange auf ein Organ warten müssen, weil ihre Gewebemerkmale etwas Seltenes sind. Dadurch braucht es manchmal Jahre, bis das passende Organ »angeboten« werden kann. Es sind kleine, verschlossene Eprouvetten und Fläschchen mit aufgeklebten Daten obendrauf. Die Laborantin nimmt einige dieser Behälter mit ins Labor und nach einem relativ einfachen Verfahren hat sie 15 bis 20 Minuten später die gewünschten Daten auf den Bildschirm übertragen.

Laborantin:

>>Wir haben viele Patienten, die nur noch sehr schwer etwas empfangen können und jahrelang auf eine Niere warten. Sie sind hochimmunisiert und wenn so ein Patient ein Organangebot bekommt, dann geht bei uns ein Raunen durchs Labor. Wir kennen die Patienten nicht, wir wissen nur die Namen. Wir wissen, wie lange die Patienten warten. Wenn dann so ein Patient ein Organ bekommt und transplantiert wird, was wir nicht direkt hören, aber indirekt doch erfahren, und alles gut verlaufen ist, freuen wir uns sehr. Auch wir haben dann etwas davon. Wir freuen uns für die Patienten. In so einem Fall haben wir das Gefühl, wir geben denen Weihnachten und Neujahr an einem Tag. Das ist das Schöne an unserer Arbeit.<<

Was machen Sie mit den sogenannten Kreuzproben, die Ihnen Eurotransplant schickt, nachdem Sie denen die Daten der Gewebetypisierung gesendet haben?

>>Wir testen die Seren, die wir von den hochimmunisierten Patienten früher empfangen haben, weil wir alle Seren von immunisierten Patienten von ganz Eurotransplant im Gefrierschrank stehen haben. Damit können wir Kreuzproben gegen die Zellen wiedereinsetzen, die wir zuvor aus der Milz des Spenders isoliert haben.<<

Warum ist es wichtig, diese Proben zu machen? Warum muss diese Gewebetypisierung vorgenommen werden?

>>Viele Patienten haben leider Antikörper und können nicht von jedem Spender Organe empfangen. Darum muss erst die Gewebetypisierung bestimmt werden, damit wir wissen, was zueinander passt und welcher Spender für dieses Organ infrage kommt. Ansonsten könnte es passieren, dass das Organ abgestoßen wird, und dann wäre die Spende umsonst.<<

ÖBIG-Transplant

ÖBIG-Transplant, das Koordinationsbüro für das Transplantationswesen Österreichs, ist eine Servicestelle des Österreichischen Bundes-
instituts für Gesundheitswesen (ÖBIG), einem der drei Geschäfts-
bereiche der Gesundheit Österreich GmbH (GÖG), die zur Gänze
im staatlichen Eigentum steht. Die drei Ressorts der GÖG sind das
Bundesinstitut für Qualität im Gesundheitswesen (BIQG), der Fonds
Gesundes Österreich (FGÖ) und das Österreichische Bundesinstitut
für Gesundheitswesen (ÖBIG). Seit 1991 befasst sich ÖBIG-Transplant
mit dem Spende- und Transplantationswesen in den Bereichen Organe und Stammzellen. Im Gründungsjahr wurde an dem Institut ein
Beirat einberufen, in dem sich Patientenvertreter sowie solche des
Bundes und der Länder mit dem Transplantationswesen in Österreich
auseinandersetzen. Vertreter von ÖBIG-Transplant sitzen in Gremien
von Eurotransplant als Vertreter der Behörden des österreichischen
Gesundheitsministeriums. Dazu befrage ich eine Mitarbeiterin der
österreichischen ÖBIG-Transplant, die mir deren Aufgaben näher erläutert:

»Im ÖBIG-Transplant-Beirat werden Abläufe in der Organ- und
Stammzellspende wie auch im Transplantationswesen besprochen,
es wird aber auch über die Optimierung von Abläufen diskutiert.
Der Beirat ist auch in die Gestaltung von Gesetzen bzw. Verfah-
rensanweisungen mit eingebunden. Hierbei soll gewährleistet werden, dass die praxisnahe Umsetzung auch erfolgen kann und nicht
Gesetze geschaffen werden, die dann in der Umsetzung problematisch sind.«

Ist die relativ hohe Spenderorganrate in Österreich der sogenannten
Widerspruchslösung zu verdanken?

»Österreich hat nicht als einziges Eurotransplant-Mitgliedsland
die Widerspruchslösung und diese allein ist in der gesetzlichen
Regelung noch nicht der Erfolgsfaktor per se. Es sind neben der
Widerspruchslösung sicher auch die strukturellen Verbesserun-
gen. Ein Organspender muss in einem Spital erkannt und gemeldet werden, damit dieser ganze Prozess auch in Gang gesetzt wird.
Da ist die gesetzliche Widerspruchslösung nur ein Teil davon, der
zum Erfolg dieses ganzen Systems beitragen kann. Es braucht sehr

viele Personen in dem ganzen Organspende-Prozess, die diese Arbeit aufnehmen. Wir haben fünf Transplantationsreferenten in ganz Österreich, die Regionen betreuen und in ihren Regionen 24 Stunden am Tag als Ansprechpersonen zur Verfügung stehen. Wir haben weiters in ausgewählten Krankenanstalten lokale Transplantationsbeauftragte, die, zusätzlich zu den Transplantationsreferenten, bei Fragen der Organspende in ihren Häusern als Ansprechpersonen zur Verfügung stehen für Fragen der Organspende, die auch in ihren Häusern Fortbildungen machen und im Fall einer Organspende auch direkt vor Ort dabei sind und ihre Kolleginnen und Kollegen bei diesem Prozess unterstützen.«

Wozu gibt es ÖBIG-Transplant?

»Zu den wichtigsten Aufgaben von ÖBIG-Transplant gehören auch die Archivierung, Koordinierung und Kontrolle aller Abläufe im österreichischen Transplantationswesen. Alle Organspenden und alle Organtransplantationen werden bei Eurotransplant dokumentiert. Trotzdem werden sämtliche Daten noch einmal bei ÖBIG-Transplant archiviert und abgeglichen. Genauso müssen auch noch alle dazugehörenden Daten aus den österreichischen Transplantationszentren eingesammelt, kontrolliert und archiviert werden.«

Wie werden die Organspende und das Transplantationswesen in Österreich finanziert?

»Die Organspende und das Transplantationswesen werden grundsätzlich aus dem öffentlichen Gesundheitssystem finanziert. Ergänzend zu den Leistungen der Sozialversicherung und der Krankenanstalten-Finanzierung gibt es das Förderprogramm für das Transplantationswesen, das von Bund und Ländern getragen wird. Hintergrund ist, dass bei einer geplanten Organspende Leistungen anfallen, die in der herkömmlichen Krankenanstalten-Finanzierung nicht vorgesehen sind. So muss der Verstorbene etwa weiter intensivmedizinisch versorgt werden, um die Organfunktionen aufrechtzuerhalten. Auch die Durchführung der Todesfeststellung, die sogenannte Hirntoddiagnostik, wird aus diesem Programm gefördert. Die Beträge sind pauschaliert und in der Regel nicht kostendeckend. Die Differenz muss aus dem Budget der jeweiligen

Krankenanstalten finanziert werden. Für den einzelnen Organ-empfänger fallen jedenfalls keine Kosten an. Aus dem Förderpro-gramm werden zusätzlich strukturverbessernde Maßnahmen wie regionale Transplantationsreferenten, lokale Transplantationsbe-auftragte, Transplantationskoordinatoren, diverse Schulungsmaß-nahmen und die Transporte von Entnahmeteams und Organen finanziert bzw. gefördert.«

Aus welchen Mitteln wird die österreichische Beteiligung an Eurotransplant finanziert?
»In Österreich ist es so, dass Patientinnen und Patienten, zukünfti-ge Empfängerinnen und Empfänger, die auf die Warteliste gesetzt werden, mit einer Registrierungspauschale bei Eurotransplant an-gemeldet werden, und diese Registrierungspauschale wird an Eu-rotransplant überwiesen. Das ist die Finanzierung dahinter.«

Wie viel ist das in etwa?
»Die Registrierungspauschale ändert sich von Jahr zu Jahr. 2017 betrug sie ca. 800 Euro pro Patient.«

Ist das einmalig?
»Das ist einmalig, ja.«

Wird Eurotransplant noch zusätzlich von Österreich finanziert?
»In Österreich läuft die Finanzierung von Eurotransplant nur über diese Registrierungspauschale. Es gibt andere Mitgliedstaa-ten von Eurotransplant, die zusätzliche Dienstleistungen, wie die Datenauswertungen, die Datenabwicklungen bei Eurotransplant, in Anspruch nehmen. Da fließen dann zusätzliche Mittel, aber das ist sozusagen Vereinbarungssache zwischen dem jeweiligen Mitgliedstaat und Eurotransplant. Die Finanzierung des Organ-spende-Prozesses und der Organtransplantationen ist in jedem Mitgliedsland von Eurotransplant gesetzlich anders geregelt. Die Strukturen, die wir in Österreich haben, finden sich natürlich auch zum Teil in anderen Mitgliedstaaten wieder. Auch in Deutschland gibt es lokale Transplantationsbeauftragte, aber jedes Land regelt diese Strukturen auf nationaler Ebene.«

Wie hoch sind z. B. die Kosten für eine Herztransplantation, wenn sowohl der Organspender als auch der Organempfänger in Wien wohnhaft sind?

»Aus Wien ist das nicht ganz so teuer, weil damit der Flug wegfällt und nur ein Botentransport mit der Rettung durchgeführt wird. Aber Sie müssen ein Chirurgenteam, das zumeist aus zwei Chirurgen besteht, in dieses Spital schicken und dort die Organentnahme durchführen lassen. Sie müssen hier ein Chirurgenteam haben, das die Transplantation durchführt. Sie brauchen einen Kardiotechniker, der die Herz-Lungen-Maschine bedient, zumindest ein bis zwei Anästhesisten, die den Patienten während der Operation betreuen. Sie brauchen zwei Operationsschwestern, die die ganzen Instrumente reichen, Anästhesieschwestern. Sie brauchen medizinisch-technische Assistentinnen, die permanent im Labor diverse Blutgasanalysen durchführen. Sie brauchen nachher Intensivpersonal, um den Patienten auf der Intensivstation zu betreuen. Sie haben den Koordinator, der das alles koordiniert. Das ist ein Riesenaufwand. Wir müssen alle fünf Jahre die genauen Kosten bis auf die Naht, bis auf jeden einzelnen Klipp, der bei einer Transplantation verwendet wird, evaluieren und anschauen, wie teuer so eine Herztransplantation ist. Dazu kommt, dass ein Team hinausfährt, um die Perfusionslösungen zu holen, die das Herz praktisch durchspülen, dann vielleicht die Botentransporte, Lufttransporte, die natürlich auch teuer sind, dann die Nachbetreuung auf der Intensivstation, auf der Normalstation.«

Wie sieht die Kostenaufteilung aus, wenn der Organspender in Wien und der Organempfänger in Berlin ist?

»Das passiert in Fällen, wo Patientinnen und Patienten in einem der anderen sieben Mitgliedstaaten von Eurotransplant hochdringlich auf ein Organ warten. In so einem Fall, wenn das Organ z. B. nach Berlin geht, werden die Transportkosten und die Kosten der Organentnahme natürlich von Deutschland getragen.«

Laut Transplantationsexperten bewegen sich die Kosten bei einer Lebertransplantation, sollten sowohl die Organentnahme als auch die Implantation des Organs im selben Transplantationszentrum stattfinden, bei etwa 130.000 Euro. Dazu kommen noch Transport und Nachbetreuungskosten. Im Fall, dass ein Organempfänger aus Berlin eine Leber aus Wien bekommt, liegen die Kosten mit der Nachbetreuung »locker zwischen 165.000 und 200.000 Euro«, sagt mir ein Transplantationschirurg *off the record.*

In Österreich bestehen gegenwärtig vier Transplantationszentren. Es sind Krankenhäuser, die die notwendigen technischen und personellen Ressourcen für die Organisation und die Durchführung von Organentnahmen, Organimplantationen und Hirntoddiagnostik haben. An den Universitätskliniken Innsbruck und Wien werden Transplantationen von allen Organen durchgeführt, an der Grazer Universitätsklinik werden Niere, Herz, Leber und Pankreas transplantiert, am Ordensklinikum der Elisabethinen in Linz finden ausschließlich Transplantationen von Nieren statt. Weil es in Österreich neun Bundesländer und nur vier Transplantationszentren gibt, ist es unter den Bundesländern geregelt, an welchem der vier Zentren die Einwohner bestimmter Bundesländer transplantiert werden. Laut dem GÖG-Transplant-Jahresbericht dürfen Patientinnen und Patienten das Transplantationsinstitut selbst wählen. Jedes der vier Transplantationszentren hat ein eigenes Koordinationszentrum, in dem der gesamte Austausch zwischen den Spitälern stattfindet, wo potenzielle Hirntote liegen, sowie mit den Transplantationsteams, den Hirntoddiagnostikerinnen und dem Diagnostiker, dem Transportunternehmen, der Rettung und letztendlich der Eurotransplant-Zentrale im niederländischen Leiden.

Der Transplantationsreferent

Die Betreuung von Organspendern wird von den Krankenkassen nicht finanziert, weil die als hirntot diagnostizierten Patienten offiziell Tote und keine Patienten sind. Das Finanzierungsproblem wird durch die Fördermittel der Gesundheit Österreich GmbH gelöst. Der Mehraufwand für die Spenderbetreuung wird den Spitälern mit 2.800 Euro pro betreutem Spender abgegolten. Die Durchführung der Hirntoddiagnostik bringt 380 Euro. Sollte sich herausstellen, dass – aus welchen Gründen auch immer – die Organe des für hirntot erklärten Patienten nicht verwendet werden dürfen, bekommt die betreuende

Krankenanstalt 1.400 Euro als Kostenersatz. Diese finanziellen Maßnahmen sollen Krankenhäuser motivieren, genauer zu schauen, welche Patienten als Organspender geeignet wären, und diese den Transplantationsbeauftragten auch zu melden. Dazu wurden 2018 noch die Transplantationsreferenten, die Hirntoddiagnostikteams, die Transplant-Koordinatoren sowie Transporte (u. a. von Spenderorganen und Organentnahmechirurgen) finanziert. Laut dem GÖG-Transplant-Jahresbericht wurden 2018 dafür insgesamt 2.165.746,75 Euro an Förderbeiträgen gezahlt.[15]

Eine wichtige Rolle im österreichischen Transplantationswesen spielen die regionalen Transplantationsreferenten und die lokalen Transplantationsbeauftragten. Die einen bemühen sich auf regionaler Ebene, die anderen in einzelnen Spitälern mit Intensiv- und Unfallstationen, die Ärzte zu motivieren, Hirntote, die als Organspender geeignet sind, zu melden und bis zur Organentnahme zu pflegen, wofür das Spital auch finanziell gefördert wird. Auch die Organentnahme findet im gleichen Spital statt, was diesem auch eine Menge Geld beschert. Die Transplantationsreferenten sind aber auch da, um Sachstände zu klären, Konflikte zu lösen und Probleme aus der Transplantationswelt zu schaffen. Einen von ihnen durfte ich interviewen, er arbeitet auch als Anästhesist und Intensivmediziner. Als Transplantationsreferent ist er in Krankenhäusern auf Intensivstationen unterwegs und betreut dort »kritisch« Kranke und auch sterbende Menschen. In seiner Berufslaufbahn war er lange im Transplantationszentrum Wien, im AKH, auf einer Intensivstation beschäftigt, wo Transplantationspatienten vor, während und auch nach der Transplantation betreut wurden. In einem kleineren Krankenhaus in Wien arbeitet er weiter als Anästhesist und ist für den ganzen Raum Wien zusätzlich als Transplantationsreferent tätig:

»Hier betreue ich nicht mehr transplantierte Patienten, sondern vorwiegend Organspender und stehe auch anderen Kollegen und anderen Krankenhäusern, die das nicht so oft machen, zur Verfügung. Als Berater mache ich Fortbildungen und versuche Intensivteams zu motivieren, Organspende zu betreiben. Mein Job als Transplantationsreferent ist eine Nebenbeschäftigung. Das mache ich im Auftrag der Gesundheit Österreich GmbH.«

Österreich hat nur vier Transplantationszentren und neun Bundesländer. Wie ist die Spenderorganverteilung auf der nationalen Ebene gelöst?

»Die vier Transplantationszentren in Österreich sind in den Regionen, in denen sie liegen, zuständig für die Versorgung der dortigen Wohnsitzbevölkerung mit Organtransplantationen, und die sind auch zuständig für die Organentnahme aus derselben Region. Es gibt aber auch innerhalb von Österreich einen Organaustausch. Wenn in Wien ein Leberspender ist und es liegt ein Patient, der sehr rasch eine Leber braucht, in Innsbruck und dieser braucht sie innerhalb von 48 Stunden, sonst würde er versterben, dann kommt auch diese Leber nach Innsbruck und dafür zahlt Innsbruck dann später eine nach Wien zurück.«

Wie gehen Sie mit der Tatsache um, dass Sie zu wenige Chirurgen haben, die für die Organentnahme und auch für die Implantation ausgebildet sind?

»Organentnahmen gibt es in Österreich etwa 200 pro Jahr. Das ist, gemessen an anderen Operationen, eine sehr, sehr kleine Zahl. Deswegen haben wir ein System, wo spezialisierte Ärzte aus dem Transplantationszentrum in andere Krankenhäuser fahren und dort diese Organentnahme durchführen. Das betrifft übrigens nicht nur die Organentnahme, das betrifft v. a. auch die sehr kritische Hirntoddiagnostik. Hier gibt es auch besonders erfahrene, spezielle Neurologen in diesem Fall, die vom Transplantationszentrum in kleinere Krankenhäuser fahren, um hier den höchsten fachlichen Standard zu gewährleisten.«

Eine der wichtigen Aufgaben der Transplantationsreferenten sind die Gespräche mit Angehörigen von als hirntot diagnostizierten Menschen.

Die Transplant-Koordinatoren

Während meiner knapp halbjährigen Arbeit an dem Dokumentarfilm über die Organspende in Österreich habe ich keinen anderen Posten in der gesamten Aufgabenbreite des Transplantationswesens kennengelernt, der nur annähernd so viel zu tun und so viel Verantwortung zu tragen hat wie die Transplant-Koordinatorinnen und -Koordinatoren. Es ist aus meiner Sicht eine Herkulesaufgabe. Sie checken die Organentnahme- und die Implantationsteams, die OP-Räume sowie Intensivstationen, organisieren und begleiten Organtransporte. Dabei muss alles punktgenau ablaufen, sonst wären die Folgen katastrophal. Diese Fachleute sind sowohl bei der Organentnahme als auch bei der -implantation dabei. Zu ihren Aufgaben gehört nicht zuletzt die Vorbereitung von Kühlboxen für die entnommenen Organe. Sie kommunizieren mit den Patienten, die auf ein Organ warten, und mit deren Familienangehörigen. Ich habe es zwar gesehen, aber nicht verstanden, wie das alles in einer so kurzen Zeitspanne wirklich möglich ist.

In einem Zweimodulbüro im Wiener AKH sitzen eine junge Medizinerin und ein junger Mediziner einander gegenüber. Während der Mann in die Tastatur tippt, telefoniert die Frau. Ihre Stimme ist angenehm und entspannt.

Transplant-Koordinatorin:

»Guten Tag, aus welchem Krankenhaus rufen Sie denn an? Mhm, um was für einen Spender handelt es sich denn? Ja, wie alt ist der Spender? Können Sie mir schon etwas zu seiner Blutgruppe sagen? Mhm, ist noch ausständig. Okay. Und Größe und Gewicht des Spenders? Mhm, wissen die Angehörigen schon Bescheid? Die sind informiert. Okay. Wissen Sie etwas zu dem Unfallhergang? Also, der Patient ist kollabiert und hat eine … Blutung. Wurde der Patient reanimiert? Nein. Okay. Hat der Patient Barbiturate erhalten? Nicht. Okay. Haben wir die Blutgruppe auch? Okay. Wie lange wird er denn schon beatmet? Ja. Wissen Sie etwas über Vorerkrankungen des Spenders? Bluthochdruck, okay. Medikamente, was kriegt er denn gerade alles? Okay, mhm, okay. Okay, alles klar, alles klar, gut. Ich melde mich, sobald ich eine Rückmeldung habe, welche Organe für uns infrage kommen. Sonst hören wir uns wahrscheinlich morgen wieder. Danke.«

Es ist ein Büro auf der Transplantationsstation für Bauchorgane an der Wiener Universitätsklinik (AKH Wien). Eine angehende Ärztin und ein angehender Arzt erledigen die Alltagsaufgaben ihres Jobs, den sie beide erst seit drei Monaten haben. In der Fachwelt der Organtransplantation sind sie die Koordinatoren. Ein extrem aufwändiger, komplexer, verantwortungsvoller, emotionsgeladener, aber gutbezahlter Job, dessen sich hauptsächlich junge Ärztinnen und Ärzte annehmen, die auf ihre Fachausbildung nicht länger warten wollen.

Transplant-Koordinator:

»Wir haben gerade ein Spenderangebot reinbekommen. D. h., uns hat ein Krankenhaus angerufen und gesagt, sie haben einen potenziellen hirntoten Patienten, den wir weiter durchevaluieren dürfen, und genau das werden wir heute praktisch machen. Wir sind in stetigem Kontakt mit den behandelnden Ärzten, lassen uns Befunde zufaxen, zeigen die unseren Chirurgen und besprechen dann durch, welche Organe prinzipiell entnehmbar sind, welche wir weitervermitteln können. Sobald wir all diese Sachen abgeschlossen haben, sobald auch der Hirntod bestätigt ist – das wird von einem eigenen, dafür zuständigen Neurologenteam durchgeführt –, können wir diese Organe an Eurotransplant melden. Eurotransplant entscheidet dann praktisch, wer die Organe bekommt. Ob es irgendjemanden gibt, der die ganz dringend braucht im Eurotransplant-Raum, oder ob wir sie für unsere eigenen Patienten behalten dürfen.«

Was bedeutet das im konkreten Fall?

»In dem Augenblick, wo der Hirntod bei einem unserer Patienten festgestellt wird, gehen die Infos über den Patienten an Eurotransplant weiter. Da sollten wir dann auch schon ungefähr einen Zeitpunkt haben und wissen, wann wir die Organentnahme haben werden – z. B., wenn jetzt die Lunge nach Deutschland geht, damit die Deutschen so ungefähr wissen, okay, Entnahme ist in sechs Stunden geplant, damit sie sich das auch einteilen können. Sie müssen ja auch ihre Patienten einberufen, die Operationen planen und dergleichen. Wir kooperieren 24 Stunden am Tag mit Eurotransplant, der Vermittlungsstelle von Organspenden. Dabei tauschen wir Daten aus über potenzielle Organspender oder auch Organangebote. Ich werde z.B. von Eurotransplant kontaktiert, erhalte ein Leberangebot, schaue mir dabei die Daten des Organspenders an, Blutwerte, Ultraschall, leite das an die Chirurgen weiter und bespreche mit den Chirurgen das weitere Prozedere, ob diese Leber-, Nieren-, Bauchspeicheldrüsenangebote für uns infrage kommen.«

Leiter der Transplantationsabteilung:
»Wenn ein Angebot von Eurotransplant in Wien gemeldet wird, kriegt diese Information unser Transplant-Koordinator. Er nimmt die Daten auf, kontaktiert mich, ich bespreche mit dem Koordinator, ob das Organ qualitativ in Ordnung ist. Wenn das der Fall ist, dann sehen wir, zu welchem Patienten dieses Organ gemeldet ist oder zu welchem es passen könnte. Dann entscheiden wir, welcher Patient drankommt. Ab diesem Zeitpunkt koordiniert und organisiert der Koordinator eine Intensivstation, einen Operationssaal, ein Chirurgenteam, ein Anästhesistenteam, ein zweites Chirurgenteam für die Organentnahme und die Transportkapazität plus einen Transport des Patienten, sofern er nicht bei uns im Spital liegt, an unsere Klinik. Das muss der Patient nicht selber machen, das organisieren alles wir.«

Wie wird die Zusammenarbeit mit den anderen Eurotransplant-Ländern koordiniert, wenn sie alle verschiedene Transplantationsgesetze haben?
»In den acht Mitgliedstaaten gibt es unterschiedliche Gesetze, aber auch unterschiedliche Organisationsstrukturen. Denen allen muss natürlich Rechnung getragen werden. In Österreich gibt es eben vier Transplantationszentren, die jeweils direkt mit Eurotransplant zusammenarbeiten. Bei der Zusammenarbeit ist der Zeitfaktor ein sehr wesentlicher Teil. Wenn die Organspende-Anmeldung erfolgt ist, muss sehr schnell organisiert werden, welches Organ welchem Empfänger zugeteilt wird. Das passiert in der Zentrale von Eurotransplant in Leiden. Und dann muss, wenn diese Zuteilung erfolgt ist und die medizinischen Entscheidungen in den jeweiligen Zentren getroffen sind, dass die Organe dort akzeptiert werden für einen passenden Empfänger, noch der ganze organisatorisch-logistische Teil getan werden.«

Ein paar Tage später treffe ich denselben Koordinator in seinem Büro wieder. Er telefoniert. Bald ist es 21 Uhr. Sein Bürotisch und der seiner Kollegin, die gerade keinen Dienst hat, sind mit einer Menge von verschieden bedruckten Papieren belegt. Alles scheint perfekt geordnet zu sein. Auf fünf von ihnen steht, großgeschrieben wie auf einem Buch, die Titelschrift: »HUMAN ORGAN for Transplantation«. Dann legt der Koordinator noch einige von ihm gerade gedruckten Formulare zu den bereits geordneten Blättern dazu und macht fünf dicke Dokumente daraus. Als er auf jedes dieser fünf Dokumente je einen kleinen Plastikbehälter mit der Aufschrift »MILZ« auf dem Deckel legt, läutet das Standtelefon. Das Handy lässt er nicht aus der Hand.

Einer der Chirurgen, die er für die Organentnahme vorgesehen hat, ruft an und fragt ihn, wann er im OP sein solle. »Der Aufschnitt ist prinzipiell für zwei Uhr geplant«, sagt er ins Telefon und bespricht mit seinem Gegenüber noch einige Details über die bevorstehende Operation. Drei Minuten später ist er wieder bei seinen Papieren, Plastikbechern und Eprouvetten. Erneut läutet das Telefon, diesmal das Handy. »Ein Angebot für die Leber. Super. Bis gleich.« Er legt auf und hockt sich zum Computer. Offensichtlich sind einige Faxsendungen angekommen. Er druckt sie aus und setzt sich wieder zum Tisch und ruft an: »Wir haben gerade ein Angebot für die Leber bekommen«, informiert er einen Arzt und gibt ihm einige Informationen über den Organspender. Dann ruft er wieder an, jetzt die Eurotransplant-Zentrale, und bestätigt: »Ja, wir würden die Leber gerne nehmen. Ja? Super.« Jetzt tippt er in die Computertastatur.

Unweit seiner rechten Schulter klebt ein blauer Aufkleber auf dem Fensterstock: »Don't Take Your Organs To Heaven, Heaven Knows We Need Them Here.« Dann telefoniert er mit einem Verwandten des ausgewählten Leberempfängers, der jetzt der Transplantation unterzogen werden sollte. Der erzählt ihm, der Empfänger sei seit Tagen krank, er erbreche und so weiter. »Verstehe«, sagt der Koordinator, »ich muss das überprüfen. Das kann wegen der Anästhesie schlecht sein. Ich rufe gleich noch einmal an.« Daraufhin ruft er den Arzt an und erzählt ihm von dem Telefonat und fragt, was er tun solle. »Okay, verstehe.« Wieder ruft er bei dem ausgewählten Leberempfänger an und teilt jemandem mit, dass der Patient nicht transplantiert werden könne. Kurz schaut er auf den Bildschirm und schreibt etwas auf einen Zettel, anschließend ruft er wieder an. Diesmal telefoniert er mit einer Frau und fragt sie, wie es ihrem Ehemann ginge. Dann sagt er ihr, dieser möge die Rettung anrufen und sich für den Weg nach Wien vorbereiten: »Wir werden ihn transplantieren.«

Transplant-Koordinator:
»Sobald der Hirntod festgestellt wird, läuft es bei uns etwas hektischer. Eurotransplant wird angerufen, es gibt viel Organisatorisches zu managen, die Patienten müssen bestellt werden. Es muss geschaut werden, ob die Patienten gesund sind, ob es ihnen gut geht. Falls nicht, muss ein Ersatzempfänger gefunden werden. Man ist in ständigem Kontakt mit einigen Abteilungen und versucht, alles rundherum vor der Operation zu regeln. Man muss ziemlich jedem im Haus Bescheid geben, was passiert. Jeder hat dann auch gewisse Rückfragen zu dem Spender, zum Empfänger und da tut sich sehr viel in der Zeit von der Hirntodmeldung bis hin zur Entnahme.«

Bei einigen Organempfängern war es nicht klar, ob sie noch transplantiert werden können oder nicht. Was ist am Ende entschieden worden?
»Es wird zuerst nach der Rangliste geschaut, wer für das Organ vorgesehen wäre. Dann wird dort angerufen und erfragt, wie es dem Patienten geht. In diesem Fall kam zurück, dass es diesem Patienten seit einigen Tagen nicht so gut geht, und nach der Rücksprache mit dem Chirurgen haben wir entschieden, den nicht zu transplantieren, weil das Risiko zu groß wäre. Dadurch ist der Nächste nachgerückt und wird demnächst bei uns sein.«

Nach knapp drei Stunden ist alles organisiert. Alle sind informiert, die OP-Teams stehen fest, die Intensivstationen für die Organempfänger nach den Transplantationen sind für morgen früh reserviert. Jetzt kann der Koordinator noch die Kühlboxen für den Transport von Spenderorganen mit Eis auffüllen, die Kühlflüssigkeiten und die Plastikbeutel für die Organe zusammenpacken, die Unterlagen, Plastikbehälter und Eprouvetten mitnehmen und sich auf den Weg zum Operationssaal begeben. Bald wird es zwei Uhr früh.

Als um 6 Uhr 30 die bereits entnommene Leber von zwei Bauchchirurgen für die bevorstehende Implantation bearbeitet wird, hilft der Koordinator, dass das Organ noch ordentlich in die Plastikbeutel verpackt wird, und bringt diese anschließend in den OP-Saal, wo schon der Organempfänger auf die bevorstehende Implantation »wartet«. Gegen neun Uhr am Vormittag winkt mir der Koordinator noch einmal beim Vorbeigehen zu und ist dann weg.

Das Widerspruchsregister

Das Koordinationsbüro des österreichischen Transplantationswesens ÖBIG-Transplant führt auch das im Buch schon mehrfach erwähnte »Widerspruchsregister« – ein Archiv, in dem die Daten jener Personen, die ihre eigenen Körperorgane für Organtransplantationen nicht zur Verfügung stellen wollen, aufbewahrt werden. Durch die Widerspruchslösung erklärt das österreichische Transplantationsgesetz jede sich auf österreichischem Boden befindliche Person zum Organspender und darf dadurch deren Körper, im Falle des Hirntodes und in bestimmten Fällen auch nach dem Herz- Kreislauf-Stillstand, für die Organspende verwenden. Dabei muss laut österreichischem Transplantationsgesetz nur von Personen abgesehen werden, die sich zuvor in das Widerspruchsregister eingetragen haben oder »wenn den Ärztinnen/Ärzten eine Erklärung vorliegt, mit der die/der Verstorbene oder, vor deren/dessen Tod, ihr/sein gesetzlicher Vertreter eine Organspende ausdrücklich abgelehnt hat«.[16]

Jede/r, die/der nicht als Organspenderin/Organspender gelten möchte, müsste sich in das Widerspruchsregister eintragen lassen, weil dieses, laut Gesetz, die »höchste Wirksamkeit« hätte. Das gilt auch für Teile von Organen, Körpergewebe und selbst für Körperzellen. Alle, die keinen Internetzugang haben, »können sich persönlich oder per Telefon und Brief an ÖBIG-Transplant wenden«, sich dort beraten und sich die Widerspruchsformulare zukommen lassen. Auf der Internetseite von ÖBIG-Transplant https://transplant.goeg.at/widerspruchsregister ist der Zugang zum Widerspruchsregister einfach zu finden. Doch ist es ebenso leicht zu bedienen? Ich wage den Praxistext.

Sobald man auf das Bedienungsfeld »Widerspruchsregister« klickt, öffnet sich das gewünschte Fenster. Darin ist neben anderem zu lesen, dass nur Personen, die zu ihren Lebzeiten schon einen Widerspruch abgegeben haben, deren Organe nicht entnommen werden dürfen und dass Transplantationszentren per Gesetz dazu verpflichtet wären, vor einer Organentnahme das Widerspruchsregister abzufragen.

Im letzten Absatz des Infotexts wird Personen, die sich nur kurzfristig auf österreichischem Boden befinden – gemeint sind Touristen, Geschäftsleute, Durchreisende und dergleichen –, »empfohlen«, eine »Willensbekundung« zur eigenen Organspende »bei den Ausweispapieren zu deponieren (z.B. Zustimmung: ›Ich will Organspender/in sein‹; Ablehnung: ›Ich will keine Organspenderin/kein Organspender sein‹). Dieser erklärte Wunsch wird im Fall des Ablebens ebenfalls respektiert«.[17]

Die Internetseite und alle Informationen zum Widerspruchsregister sowie die Eintragungsoption sind ausschließlich auf Deutsch.

Links oben in dem »Widerspruchsregister-Fenster« ist ein unauffälliges Bedienungsfeld mit der Aufschrift: »+ Eintragung/Streichung/Änderung«. Drückt man drauf, scheint ein neues Fenster auf, in dem erklärt wird, dass die Eintragung von Minderjährigen unter 14 durch ihre gesetzlichen Vertreter möglich sei, aber auch, dass diese Eintragung mit dem vollendeten 14. Lebensjahr der betroffenen Person automatisch wieder gelöscht wird. Weiter steht die Adresse von ÖBIG-Transplant, an die das ausgefüllte Widerspruchsformular samt der eigenen Unterschrift und einem amtlichen Lichtbildausweis geschickt werden sollte. In dem Absatz, unter der Aufschrift »Überprüfung der erfolgreichen Übermittlung Ihrer Unterlagen«, wird lange erklärt, warum nur E-Mails von »vertrauensvollen Sendern« akzeptiert werden. Heißt dies, dass nur bestimmte Personen die angegebene offizielle Mailadresse für die Eintragung ins Widerspruchsregister verwenden können? Ich kenne mich nicht aus. Faktum ist, weiter bin ich nicht gekommen. Das Gefühl, vor geschlossenem Amtsbürofensterchen mitten in der Arbeitszeit des Beamten zu stehen, nicht wissend, wann dieser wiederkommt, und ob er überhaupt kommt oder Sie unverrichteter Dinge nach Hause gehen müssen, kennen Sie wahrscheinlich …

MISSBRAUCH IN DER ORGANSPENDE

Rund um den Erdball werden wesentlich mehr Körperorgane benötigt als angeboten. 2017 wurden laut Global Observatory on Donation and Transplantation 139.024 Organe weltweit transplantiert.[18] Davon waren 90.316 Nieren, also jenes Organ, das am meisten gebraucht und auf das am längsten gewartet wird. Gleichzeitig ist das Leben mit einer Niere, mit einigen wenigen Veränderungen, nicht wesentlich komplizierter als mit beiden Nieren. Ärzte machen darauf aufmerksam, dass Spenderinnen und Spender nur eine Niere und folglich keine »Reserve« haben.

Es lässt sich nicht verleugnen, dass ein weltweiter illegaler Nieren-, aber auch der Handel mit anderen vitalen menschlichen Organen existiert. Verschiedenen Berichten zufolge ist die Kundschaft illegal gewonnener Organe von Australien über Asien, Saudi-Arabien und Europa bis in die USA und nach Kanada zu finden. Immer wieder tauchen Berichte und Videoaufnahmen von Menschen auf, die eine ihrer Nieren verkauft haben, um ein Handy zu erwerben oder finanzielle Krisen zu überbrücken. In Indien spricht man von einem Tausend-Euro-Preis für eine Niere. In manchen Staaten werden zum Tode Verurteilten nach deren Hinrichtung Organe entnommen und weiterverkauft. Selten erscheinen Berichte über entführte Kinder, die ihrer Organe beraubt wurden. Seit Jahren laufen Vorbereitungen zu einem Verfahren gegen Protagonisten eines angeblichen organisierten internationalen Handels mit Organen kriegsgefangener Serben während des Kosovokrieges 1999.

Die Eurotransplant-Mitgliedsländer beteuern, von einem illegalen Organhandel im eigenen Raum nichts zu wissen. In der BRD sind mehrere Fälle bekannt, bei denen Ärzte die Diagnosen ihrer Patienten, die auf ein Spenderorgan warteten, gefälscht hatten. Nach genaueren Untersuchungen an drei Transplantationszentren wurde hinter den Manipulationen auch ein finanzielles Interesse der Ärzte genauso wie der Krankenanstalten entdeckt. Offensichtlich liefen die Aktenmanipulationen in mehreren Spitälern über Jahre. Die Folgen dieser kriminellen Energie, aber auch struktureller Fehler im Transplantationswesen sind für ganz Deutschland verheerend. Obwohl das deutsche Transplantationsgesetz noch im selben Jahr 2012 geändert wurde, fiel die Organspenderbereitschaft radikal ab. 2011 gab es in der Bundesrepublik 14,7 Organspender pro eine Million Einwohner, 2013 waren es nur noch 10,9.

Während meiner Recherche bin ich auf einen deutschen Moraltheologen, Priester und Mitglied des Deutschen Ethikrates gestoßen, der die Organspende nach diagnostiziertem Hirntod befürwortet. Dennoch steht er dem Transplantationswesen in vielen Bereichen kritisch gegenüber. Zuerst wollte ich wissen, wie er die Skandale, die 2012 und 2013 in Deutschland das Vertrauen in das eigene Transplantationswesen tief erschütterten, bewertet:

»Es begann in Regensburg, später war es dann in Göttingen, da haben einfach Ärzte die Daten ihrer Patienten, die auf ein Organ gewartet haben, so geändert, dass sie auf der Warteliste nach oben rückten. Indem sie die Patienten noch kränker aussehen ließen, als sie tatsächlich waren, sodass die Dringlichkeit künstlich noch erhöht wurde, haben sie dann einfach ein Organ früher bekommen, aber natürlich zulasten eines anderen Empfängers, der schon länger wartete und der auf diese Weise noch länger warten musste. Natürlich kann man sagen, ein Arzt möchte zunächst seinem Patienten helfen und er hat damit zwar manipuliert und gefälscht, das ist auch unfair gegenüber den anderen Patienten, aber zunächst hat der Arzt keinen eigenen Vorteil gesucht, sondern das Wohl seines Patienten im Auge gehabt. Das ist aber nur die eine Seite der Wahrheit. Indirekt hatten die Ärzte schon einen Vorteil, weil sie, aufgrund der vielen Transplantationen, eben den Ruhm für ihre Abteilung und ihr Klinikum schafften. Je nachdem, wie hohe Fallzahlen man in einem Quartal oder in einem Jahr an Transplantationen hat, danach bemisst sich auch die Reputation. In Deutschland gibt es auch erfolgsabhängige Vergütungssysteme, sodass ein Chefarzt eben dann, wenn er eine bestimmte Fallzahl erreicht, dafür noch einmal eine erfolgsabhängige Sonderzahlung bekommt, eine Prämie. Insofern haben die Ärzte durchaus auch, zumindest indirekt, einen eigenen finanziellen Vorteil gehabt.«

Ist das Eurotransplant-System gut geregelt und gegen solche Manipulationen gewappnet?

»Manipulationen kann man sehr schwer total verhindern. Letztlich muss man ja einem Arzt, der seinen Patienten untersucht, glauben, dass er diese medizinischen Daten zuverlässig und sorgfältig erhebt. Man könnte höchstens noch einmal ein zweites System der Untersuchung einführen, aber das wäre ein sehr, sehr hoher Aufwand und dann wäre die ganze Medizin nicht mehr auf das Prinzip des Vertrauens, sondern auf das Prinzip Kontrolle und Misstrauen gegründet. Das würde ich für die Kultur der Arzt-Patient-Beziehung als sehr schlecht empfinden. Ich vertraue eher darauf, dass dieser Skandal jetzt auch reinigend gewirkt hat und dass die Selbstreinigungskräfte innerhalb der Transplantationsmedizin dazu führen, dass sich das nicht wiederholt.«

Der Zeitdruck im Transplantationswesen ist enorm. Können die Zuständigen hier gut damit umgehen?

»Ich gehe davon aus, dass auch unter Zeitdruck die Untersuchungen korrekt gemacht werden, und das ist grundsätzlich der Anspruch, den man haben muss. Manipulationen sind kein legitimes Mittel, auch nicht, um die Chancen des eigenen Patienten auf eine baldige Zuteilung eines Organs zu erhöhen. Das kann man nicht akzeptieren. Wenn das akzeptiert würde, dann würden die anderen das ja auch tun und dann wäre der Vorteil wieder hinfällig.«

Was hier die Gesamtkontrolle erschwert, ist die Tatsache, dass es nicht eine fixe Warteliste gibt, auch nicht je eine pro Organ, sondern aufgrund der Verschiedenheiten, aufgrund der verschiedenen Blutgruppen, Gewebetypisierung, Patientengröße und so weiter jedes Mal aufs Neue eine »aktuelle Warteliste« zusammengestellt werden muss, damit die bestmöglich geeigneten Patienten für das Organ herausgesucht werden können.

»Ja, das ist richtig. Das ist ein Set von verschiedenen Kriterien. Die rein medizinischen Verträglichkeitskriterien sind heute nicht mehr so entscheidend, wie das in der Anfangsphase der Transplantationsmedizin war, weil man bessere Strategien der Immunsuppression hat. Es sind im Wesentlichen zwei Kriterien, die aber etwas gegensätzlich sind. Das ist einmal die Dringlichkeit, also grob gesagt, je kränker ein Patient ist, umso dringlicher benötigt er das Organ. Das ist das eine. Das andere ist die voraussichtliche Lebensdauer, die Funktionsdauer, sprich wie lang ein Patient voraussichtlich mit diesem Organ leben kann. Und das sind etwas gegensätzliche Kriterien. Wenn es nur nach der Dringlichkeit ginge, dann wäre das ja im Extremfall so, dass ein Patient schon so krank ist, dass er auch mit einem sehr guten Organ nicht mehr lange leben kann. Wenn es nur nach der Funktionsdauer ginge, dann könnte man eigentlich nur Patienten, die in einem sehr guten Allgemeinzustand sind, dieses Organ zuteilen. Deshalb bemüht man sich, beiden Seiten gerecht zu werden. Unter den Transplantationschirurgen gibt es eine Tendenz, dass sie etwas stärker dieses Kriterium der langen Haltbarkeit, der langen Funktionsdauer eines Organs bevorzugen, weil sie sagen, dann ist der medizinische Nutzen der ganzen Transplantation höher, als wenn es ein Patient bekommt, der sehr, sehr dringlich darauf angewiesen ist, aber voraussichtlich von seiner statistischen Lebenserwartung her das Organ nicht so lange benutzen kann.«

Obwohl die Medizinerinnen und Mediziner, aber auch die Österreich Gesundheit GmbH, die für das Transplantationswesen in Österreich zuständig ist, von einer perfekten Transplantationswelt innerhalb der Alpenrepublik sprechen, ist diese Welt nicht makellos. Im Oktober 2019 sorgte eine »Aktion« der Transplantationsabteilung für Lunge des AKH Wien für große Aufregung europaweit.

In diesem Krankenhaus wurde einer 47-jährigen Griechin eine Spenderlunge implantiert, obwohl die Patientin erst vier Stunden auf der Warteliste bei Eurotransplant gemeldet war. In den Medien wird auch von 17.000 Euro gesprochen, die für diese Transplantation kassiert worden sein sollen. Der ehemalige Leiter des Lungentransplantationsprogramms und aktueller Leiter der Klinischen Abteilung für Brustchirurgie der Universitätsklinik für Chirurgie der Medizinischen Universität Wien am AKH Wien, der diese Transplantation durchgeführt hat, spricht von einer internen Intrige, die gar angekündigt worden sei.

Wie die griechische Patientin, kam auch die Spenderlunge aus Griechenland und wurde kurzerhand bei Eurotransplant gemeldet. Allerdings ohne auf die »Listung« und die Bestätigung von Eurotransplant, dass die Griechin die Lunge bekommen darf, zu warten, transplantierte man der Betroffenen die Lunge.

Laut österreichischen Medien ist Eurotransplant sauer, weil die Spenderlunge von ihnen gelistet wurde und einer anderen Patientin zugeteilt gewesen wäre, doch das Organ wurde im Wiener AKH der Griechin transplantiert.

Der zuständige AKH-Chirurg erklärt die Situation folgendermaßen: »Die Frau wurde erst vier Stunden vorher im System registriert. Natürlich wurde die Lunge auch bei Eurotransplant gemeldet. Die Frau hat vorher schon Wochen in Griechenland auf das Organ gewartet.«

Die Kosten der Lungentransplantation wurden der Griechin in Rechnung gestellt, weil das bei ausländischen Patienten die Handhabe ist: »Das können je nach Krankenhausaufenthaltsdauer 70.000 oder 100.000 Euro sein. Das gesamte Ärzteteam erhält für den enormen Mehraufwand solcher Aktionen 17.000 Euro. Davon erhalte ich 20 Prozent, zwölf Prozent bekommt das AKH als Beitrag zur Infrastruktur, der Rest geht an das gesamte Team. Das ist ein völlig legaler und transparenter Prozess. Es zahlen die Krankenversicherungen der jeweiligen Länder, nicht die Patienten«, erklärt der Transplanteur des AKH Wien.[19]

2015 zahlte ein griechischer Ex-Pilot einem Wiener Chirurgen bis zu 40.000 Euro, um schneller transplantiert zu werden. Auch dieser Patient benötigte eine Spenderlunge. Der Fall wurde damals angezeigt und der verantwortliche Chirurg zu 15 Monaten bedingter Haft verurteilt. Der griechische Patient wurde zwar nicht »vorgereiht«, aber dennoch im AKH Wien transplantiert, weil es ihm ganz schlecht ging.

Von einem Organhandel und Ungereimtheiten im österreichischen Transplantationswesen will die ÖBIG-Mitarbeiterin, die ich dazu befragt habe, nichts wissen:

»Organhandel ist in Österreich verboten, das ist auch im österreichischen Organtransplantationsgesetz klar festgehalten. Die
Organspendermeldungen und die Verteilung auf die Empfänger
erfolgen zentral über Eurotransplant. Hier ist die Nachvollziehbarkeit bis hin zum Empfänger gegeben. Gleichzeitig muss man sagen,
dass bei Lebendspenden der Lebendspender für den jeweiligen
Empfänger, für den er spenden möchte, vor einer Spende umfangreich begutachtet wird und zusätzlich auch noch einer psychologischen Begutachtung unterzogen wird, um hier jegliche, jedmög-
liche rechtlich relevante Verfehlungen ausschließen zu können.
Durch die Meldung aller Organspender und Spender und auch der
Empfänger über Eurotransplant ist hier eine Nachvollziehbarkeit
der Herkunft und des Transports der Organe gegeben.«

Nicht anders denken die österreichischen Transplantationsmediziner, als ich sie frage, ob sie sich vorstellen könnten, dass in Österreich
ein Organhandel möglich wäre, oder dass jemand gegen Bezahlung
schneller ein Spenderorgan bekommt:

Leiterin der Transplantationsabteilung:
»Für mein Zentrum kann ich das mit hundertprozentiger Sicherheit ausschließen, dass es irgendeine Form der kommerziellen
Transplantation gibt, und ich möchte es eigentlich auch auswei-
ten auf den gesamten Eurotransplant-Bereich oder Europa bzw.
die westliche Welt. Genauso wie bei Eurotransplant ist es auch
in Nordamerika organisiert. Es gibt eine Zentrale, wo alle Daten
von potenziellen Spendern, von Organspendern, von potenziellen
Organempfängern vorhanden und gemeldet sind. Es werden alle
Transplantationen dort registriert. Wir müssen auch Lebendspen-
dertransplantationen melden. Wenn eine Mutter ihrem Kind die
Niere spendet, dann ist das ebenfalls bei Eurotransplant gemeldet.
Also, es gibt keine Transplantation, die nicht registriert ist.«

Transplantationsreferent:
»In Österreich sind die gesetzlichen Rahmenbedingungen so, dass
jede Organspende, jede Organentnahme und jede Transplantation
gemeldet werden muss, und die wird auch dreifach dokumentiert –

im Krankenhaus, dann von ÖBIG-Transplant und wir sind auch meldepflichtig gegenüber Eurotransplant. Also haben wir hier ein dreifaches Sicherheitsnetz, wo es meines Erachtens nicht möglich ist, das zu umgehen, außer mit enormer krimineller Energie. Es darf auch nicht in jedem Krankenhaus eine Organentnahme und Transplantation stattfinden. Das ist nur gewissen Häusern vorbehalten. Auch dies ist im Organtransplantationsgesetz geregelt und meines Wissens ist in Österreich bis jetzt auch noch kein Verstoß gegen diese Gesetze vorgekommen.«

ORGANSPENDE – PRO UND CONTRA

2018 ließen sich aus nur acht europäischen Ländern 10.443 Menschen auf der Warteliste jener registrieren, die ein fremdes Organ benötigten, um weiterleben zu können, oder durch eine Erkrankung unter massiv verschlechterter Lebensqualität litten und hoffen mussten, nach einer Organtransplantation wieder ein qualitätvolles Leben zurückzugewinnen. Gleichzeitig werden die Kritiker und Gegner von Organtransplantation lauter und werfen den Gesundheitsbehörden Intransparenz und zu wenig Information über die Abläufe im Transplantationswesen vor.

Während sich in Deutschland die Politiker wegen eines chronischen »Organmangels« unter Zugzwang sahen und mit aller Kraft eine Veränderung des nationalen Transplantationsgesetzes anstrebten, was öffentliche Diskussionen, mediale Präsenz und viel Aufklärung zum Thema »Organspende« auslöste, bleibt Österreich dies alles erspart. Anders als Deutschland, das 2018 umgelegt auf eine Million Einwohner 11,5 Organspender hatte, waren es in Österreich 22,9 – knapp doppelt so viele.

Die in Österreich geltende Widerspruchslösung scheint das Zauberrezept zu sein, das sich der deutsche Bundesgesundheitsminister gewünscht hatte. In der Praxis bedeutet es, dass ein jeder Mensch auf österreichischem Boden automatisch ein Organspender ist, solange er sich nicht in das sogenannte Widerspruchsregister der Gesundheitsbehörde gegen eine Organspende registrieren lässt. In Österreich müssen die Mediziner nicht einmal die Angehörigen um eine Organentnahme bei ihrem Verwandten fragen.

Was ist dabei mit dem Selbstbestimmungsrecht und dem Recht auf Unversehrtheit in Österreich? Wie ist es möglich, dass bei den kleinsten chirurgischen Eingriffen oder Medikamentenverabreichungen der Patient bzw. seine Vertreter um ihre Zustimmung gefragt werden müssen und bei einem so radikalen operativen Eingriff die Ärzte im Alleingang fortfahren dürfen? Es ist ein Faktum, dass es viele Menschen in Österreich gibt, die aus verschiedensten Gründen über das System der Organspende gar nicht oder nur unzureichend informiert sind. Dass sie im Falle ihres eigenen Hirntodes im Grunde automatisch als »Organspender« gelten und ihre Organe »freiwillig« hergeben müssen, wissen die wenigsten.

Wie sie das verstehen, frage ich zwei ranghohe Kirchenmänner.

Katholischer Theologe – Mitglied des Deutschen Ethikrates:
»Grundsätzlich befürwortet die Kirche die Organspende, und zwar sowohl die postmortale, also nach dem eigenen Tod, als auch die Lebendspende, wenn es sich um doppelt vorhandene Organe handelt, oder eine Teilorganspende, etwa bei der Leber. Da sagt die Kirche, das ist eine moralisch achtenswerte, wertvolle Handlungsweise, letztlich ist das ein Akt der Nächstenliebe, dass ich über meinen Tod hinaus einem anderen Menschen, einem mir fremden Menschen die Gesundheit ermögliche. Das ist für ihn ein sehr, sehr hohes Gut und eine Gabe, die ein Mensch über seinen eigenen Tod hinaus einem anderen zukommen lassen kann, und das ist ein sehr, sehr wertvoller Akt. In einer Enzyklika hat Papst Johannes Paul II. sogar einmal gesagt, es gebe Gesten des Heroismus im Alltag, und dazu hat er die Bereitschaft zur Organspende, allerdings zur Lebendspende, gezählt.

Bei der postmortalen Organspende gibt es zumindest einen Wahrnehmungskonflikt, das ist für mich das Aussehen und Sich-Anfühlen des als hirntot Diagnostizierten gegenüber dem Begriff ›Leiche‹, mit dem er als Hirntoter bezeichnet wird.

Die postmortale Spende ist unter drei Voraussetzungen moralisch nicht nur statthaft, sondern sogar sehr empfehlenswert und verdient hohe Achtung. Erstens, dass es eine freiwillige Spende ist, dass also der Spender von sich aus, sich freiwillig dazu bereit erklärt; zweitens, dass sie altruistisch motiviert ist, dass also kein kommerzieller Organhandel, keine finanziellen Anreize im Spiel sind; und das Dritte ist die sichere Todesfeststellung, und das erfolgt in vielen Ländern mithilfe des sogenannten Hirntodkriteriums.

Das Besondere dabei ist, dass die medizinische Todesfeststellung und das, was wir lebensweltlich wahrnehmen, auseinandertreten, weil der hirntote Organismus des Verstorbenen noch künstlich beatmet wird, damit die Organe in einem transplantationsfähigen Zustand bleiben. D. h., wir nehmen ihn wahr wie einen sehr, sehr bewusstlosen, in tiefer Bewusstlosigkeit befindlichen Körper. Das Blut wird noch durch den Körper gepumpt, er transpiriert auch noch, er ist auch noch warm, wenn wir ihn anlangen. Von dem Erscheinungsbild her, das wir sehen, ist es kein Leichnam, sondern eine künstlich durchblutete Leiche – und das ist für viele die Schwierigkeit.«

Evangelischer Theologe und Medizinethiker:
»Befürworter der sogenannten, auch in Österreich geltenden Widerspruchslösung argumentieren: Ich werde nicht gezwungen, Organe zu spenden, aber ich sollte durchaus gezwungen werden, mich damit auseinanderzusetzen, ob ich Organe spenden will oder nicht. Abgesehen von dieser Frage der Freiheitsrechte spielt das Thema des Vertrauens eine ganz große Rolle. Solange Menschen das Gefühl haben, dass in der Medizin alles transparent ist und es auch bei der Entnahme und der Verteilung von Organen mit rechten Dingen zugeht, wird auch die Bereitschaft, Organe zu spenden, größer sein, als wenn Misstrauen besteht.«

Indirekt sprechen Sie eine Situation an, die vom Transplantationswesen permanent als ein »großes Problem« unserer Gesellschaft dargestellt wird, nämlich die Knappheit von Spenderorganen.
Wie verstehen Sie es, dass immer mehr Menschen Spenderorgane bekommen und gleichzeitig der Bedarf nach weiteren Spenderorganen steigt?
»Es gehört zu den ethischen Dilemmata der modernen Medizin, dass sie Lösungen schafft. Lösungen, um in bestimmten Situationen Menschenleben zu retten, die früher unwiderruflich zum Tode geführt hatten, und dass diese Lösungen aber neue Probleme erzeugen. Das Phänomen Organknappheit kann und konnte erst entstehen, als es überhaupt möglich war, einem Menschen fremde Organe zu transplantieren. Solange es die Transplantationsmedizin

nicht gab, kannte man keine Organknappheit. Jeder hatte ja seine Organe. Gut, konnte sein, dass die ihren Dienst versagten und dass ich dann eben sterben musste und sagen konnte, das ist jetzt Gottes Wille oder das ist halt der Lauf der Dinge, aber ich muss mich jetzt in mein Schicksal fügen.«

Früher wurden wesentlich weniger Spenderorgane transplantiert?
»Früher wurden überhaupt nur Menschen transplantiert, die – abgesehen von ihrer Grunderkrankung, einer ernsthaften Herz- oder Nierenerkrankung – so einigermaßen fit waren, und man transplantierte relativ junge Menschen. Heutzutage, weil die Medizin große Fortschritte gemacht hat, können auch noch Menschen ein Organ bekommen, die längst nicht mehr in einem so guten Gesundheitszustand sind, wie man das früher vorausgesetzt hätte, sodass die Zahl potenzieller Organempfänger durch den medizinischen Fortschritt größer geworden ist und die Zahl der Organe, die gespendet werden, immer hinter dem herhinkt, was man eigentlich an potenziellen Bedürftigen hat. Da denkt man, haben wir vielleicht Möglichkeiten, das Organaufkommen durch neue gesetzliche Regelungen auszuweiten. Z. B. auch dadurch, dass man innerhalb der medizinischen Fachgesellschaften überlegt: Muss man denn unbedingt den Ganzhirntod, das völlige Ausfallen aller Hirnfunktionen als Todeskriterium voraussetzen, so wie das jedenfalls offiziell bei uns in Österreich gilt? Oder kann man sich auch schon mit einem sogenannten Teilhirntod zufriedengeben, wodurch die Zahl möglicher Organspender, wie man sie dann nennt, steigen würde?«

Was muss im Transplantationswesen unternommen werden, damit die Bereitschaft zur Organspende nicht verloren geht?
»Hier, denke ich, spielt die Frage des menschlichen Umgangs, der Transparenz, der Vertrauenswürdigkeit eine ganz große Rolle. Wenn man das Gefühl hat, da sind gewissermaßen nur die Geier, die schauen, wo komme ich jetzt irgendwie an neuen Rohstoff ran, wird das verständlicherweise nicht nur bei einzelnen Betroffenen, sondern in der Gesamtbevölkerung die Aversionen gegen die Transplantationsmedizin fördern. Und darum ist der Umgang

mit der immer sehr, sehr knappen Ressource Vertrauen, die in der Medizin eine ganz große Rolle spielt, ein hohes Gut. Und Vertrauen – davon bin ich überzeugt – kann ich nur gewinnen, wenn ich für Transparenz sorge.«

Was meinen aber jene Ärzte und Chirurgen, die Organe von hirntoten Patienten entnehmen und sie an Empfänger verpflanzen, über den Hirntod als Todeskriterium? Mit welchen wissenschaftlichen, aber auch spirituellen Erfahrungen begegnen sie dem als hirntot diagnostizierten Patienten und der Entnahme seiner Organe? Wie lassen sich das Recht auf Unversehrtheit und das Leben nach dem Tod auf der einen und die Organspende auf der anderen Seite vereinbaren?

Leiter der Transplantationsabteilung:

»Früher hatte man eine Vorstellung, dass der Glaube an die leibliche Auferstehung des Menschen die körperliche Unversehrtheit nach dem Tod voraussetzt, aber inzwischen hat man das einfach tiefer durchdacht. Die Pietät gegenüber dem Leichnam erfordert nicht die Unversehrtheit des Körpers, sondern das ist eine Frage der Einstellung, mit der man auch das Gedenken an den Verstorbenen bewahrt. Die körperliche Unversehrtheit gilt nicht bei einem Leichnam. Bei einer Organentnahme wird nicht die Unversehrtheit der Person verletzt. Der Leichnam ist die Hülle, in der die Person zu ihren Lebzeiten gelebt hat. Ein Leichnam hat nicht mehr die gleiche Würde und Dignität wie eine Person zu ihren Lebzeiten, sondern es ist ein Fortwirken der Würde. Deshalb erfordert es auch eine entsprechende Einstellung, einen pietätvollen Umgang mit dem Leichnam. Während der Organentnahme wird er nicht einfach zu einem Objekt, zu einem Gegenstand, aber er ist auch keine lebende Person mehr. Der Glaube an die Zukunft des Verstorbenen, an das ewige Leben, an die Auferstehung erfordert nicht, dass der Körper unversehrt ist, sonst würden ja auch Behinderte z. B. versehrt ihr ewiges Leben führen oder ein Patient, dem man einen Fuß amputieren musste, oder etwas Ähnliches. Das ist ja eine absurde Vorstellung.«

Betrachten Sie das Herz als ein beseeltes Organ?

»Beseelt ist der gesamte Organismus. Wenn man sagt, der Mensch ist eine leibseelische Einheit, dann ist die Seele nicht in einem bestimmten Organ lokalisierbar, etwa im Herz oder im Gehirn, sondern der gesamte Organismus ist beseelt. Die Seele ist das Lebensprinzip, das Einheitsprinzip des Organismus. Die Seele führt dazu, dass der Organismus eine funktionelle Ganzheit ist. D. h., dass alle Organe, alle Teile des Körpers miteinander interagieren, und die Seele ist das aktive Formprinzip, das dies bewirkt und ermöglicht.«

Die buddhistische Lehre sieht vor, dass der Tod ein längerer Prozess ist, als Wissenschaftler ihn definieren. Sie betrachten den Augenblick des diagnostizierten Hirntodes als vierte von acht Stationen des Sterbeprozesses. Aus dem Grund verlangen Buddhisten, die Sterbenden zumindest drei Tage lang unberührt liegen zu lassen. Was sagt das Ihnen?

»Ja, das sind religiöse Vorstellungen, da habe ich Respekt davor, aber im Bereich der christlichen Tradition hat sich eher ein Denken herausgebildet, das sagt, dass mit der Auflösung der Einheit von Leib und Seele, wenn Seele und Leib sich trennen, der Tod eintritt. Also dann haben wir es mit einem Toten zu tun. Unter normalen Umständen ist es sicher auch vernünftig, dass man die Totenruhe beachtet, dass man etwa zwischen der Beerdigung, dem Begräbnis und der Todesfeststellung eine bestimmte Zeit verstreichen lässt, auch um den Angehörigen Gelegenheit zum Abschied zu geben. Und in der Tat, durch die Transplantation eines Organs, wenn sie vorgesehen ist, gerät dieses Abschiednehmen unter den Druck medizinischer Vorgänge, und das kann auch ein moralisch achtenswerter Grund sein, warum jemand nicht bereit sein möchte, Organe zu spenden, aus Rücksicht auf seine Angehörigen, um ihnen ein ruhiges Abschiednehmen zu erlauben. Auf der anderen Seite muss man wieder in der Abwägung sehen, welch großer medizinischer Nutzen für den Empfänger des Organs damit verbunden ist. Deshalb ist dieses Eingreifen in den Ablauf des Abschiednehmens und der Todesfeststellung – das meine ich: in der Abwägung – gerechtfertigt, weil auf der Empfängerseite ein sehr, sehr hoher medizinischer Nutzen in Rechnung zu stellen ist.«

Eine konkrete Situation, in der ich einem Organspender begegnet bin: Er wurde als hirntot diagnostiziert und ich stand lange in seiner Nähe. Während ich ihn beobachtete, nahm ich einen lebenden Körper, aber auch einen beseelten Körper vor mir wahr. Ich weiß, wie Leichen aussehen, und das war für mich keine Leiche, sondern ein beseelter Körper.

»Das ist richtig, das Erscheinungsbild eines hirntoten Körpers ist das eines in tiefe Bewusstlosigkeit verfallenen Schwerkranken oder vielleicht Sterbenden in der letzten Phase. Wir wissen aber medizinisch, dass diese Lebenszeichen, die äußerlich sichtbar sind, z. B. das Pulsieren des Herzes, das in den Adern fließende Blut, vielleicht auch das Atmen, das Schwitzen auf der Haut, deshalb noch möglich sind, weil wir von außen, durch künstliche Beatmung, das Blut in ihm am Leben halten. Und diese Lebenszeichen sind nicht aufgrund des inneren Lebendigseins des Organismus gegeben, sondern weil er eben künstlich beatmet wird. Man muss vielleicht unterscheiden zwischen verschiedenen Systemebenen in einem Organismus. Ob wir sagen, der Mensch lebt: Das ist dann der Fall, wenn er selber die Fähigkeit hat, die Einheit seines Organismus aufrechtzuerhalten, und er ist beseelt. Die Seele als Lebensprinzip führt dazu, dass er lebt, dass der ganze Organismus lebendig ist. Dann gibt es eine peripherere Ebene, das sind einzelne Organe. Auch in ihnen können Lebensfunktionen aufrechterhalten bleiben, auch durch externe Anregung, etwa durch die künstliche Beatmung, aber das heißt dann nicht mehr, dass der ganze Organismus, die Person lebt, sondern diese Lebenszeichen werden im Körper des Verstorbenen aufrechterhalten. Die Lebensfunktionen werden künstlich so lange ersetzt, bis das Organ in einem transplantationsfähigen Zustand entnommen ist, und dann, sobald man diese künstliche Beatmung abschaltet, ist das eine Sache von sehr, sehr wenigen Augenblicken, dass der ganze Organismus in sich zusammenbricht. Wenn Sie den Eindruck haben, er war beseelt, dann meinen Sie damit die äußeren Lebenszeichen, die Sie an ihm wahrnehmen. Das ist aber nicht der Rückschluss darauf, dass die Seele als ein internes Lebensprinzip des ganzen Organismus noch vorhanden ist.«

Die Organentnahme verläuft nicht anders als bei einer ganz gewöhnlichen Operation. Auch der hirntote Patient wird mit einer Anästhesie betäubt, obwohl er offiziell bereits für tot erklärt wurde und in dem Sinne schon bewusstlos sein müsste. Wäre die Organentnahme schmerzhaft, würde sie ein Toter ohnehin nicht verspüren können. Bevor die Organentnahme beginnt, wird der Hirntote beatmet, und erst, wenn die Aorta zugeklemmt ist und das Herz zu schlagen aufhört, beginnt die Organentnahme. Erst da, genau in dem Augenblick, nimmt der Tod seinen Lauf, was auch auf dem EKG zu sehen ist, weil er relativ bald die bekannte »Gerade«, die Nulllinie zeigt.

»Das ist richtig, dass während der Operation auch Analgetika verabreicht werden. Sie haben aber nicht die Funktion, eventuell noch vorhandene Schmerzreize zu unterdrücken, sondern eine andere Funktion. Es gibt sogenannte spinale Reflexe, Muskelzuckungen, die den Ablauf der Operation stören würden, und diese Muskelzuckungen sind im muskulären Gewebe vorhanden. Da ist kein Rückschluss darauf möglich, dass etwa noch Hirnfunktionen vorhanden wären, und das wird in der Öffentlichkeit häufig als ein Argument dafür eingesetzt, dass man sagt, die Ärzte glauben ja selber nicht, dass der wirklich tot ist. Aber das ist ein unsachgemäßes Argument, weil diese Gabe von Narkotika eben nicht den Sinn hat, eventuell vorhandene Schmerzempfindungen zu betäuben.«

Islamischer Theologe:
»Es gibt auch kritischere und ablehnende Stimmen einzelner Gelehrter im Islam gegenüber der Organspende, speziell nach dem Tod. Argumentiert wird hier primär damit, dass eine Organentnahme aus dem menschlichen Körper, nach seinem Ableben, eine Art Leichenschändung ist und nicht der menschlichen Würde entspricht. Es gibt zahlreiche Überlieferungen, in denen der Prophet explizit untersagte, Leichen zu schänden und Leichen zu entehren. Im Konkreten gibt es auch ein Prophetenwort, in dem er etwa sagt, einem Toten einen Knochen zu brechen ist so, wie einem Le-

bendigen einen Knochen zu brechen. In diesem Zusammenhang wird aber die Organspende anders bewertet. Einerseits, weil sie mit Zustimmung des Spenders geschieht und von daher er nicht entwürdigt wird, und andererseits, weil sich nicht grundlos am Körper eines Menschen vergangen, etwas entnommen wird, sondern mit der Absicht, ein anderes Leben zu retten und zu schützen. Dies wird eben als eine ›Barura‹, eine existenzielle Notwendigkeit bewertet.

Ein weiterer Kritikpunkt besteht darin, dass islamisch-religiös gefordert ist, dass der gesamte Mensch mit all seinen Organen begraben, beerdigt wird. Wenn Organe entnommen werden, dann würde eben nicht gewährleistet sein, dass der gesamte Mensch begraben wird. Hier kann aber auch entgegnet werden, dass zwar nicht der gesamte Mensch sofort begraben würde, aber spätestens mit dem Tod des Empfängers einer Organspende das entnommene Organ letztendlich doch begraben würde.«

Gibt es sonst noch Einwände gegen die Organspende im Islam?

»Anzumerken wäre hier, dass ein muslimischer Spender, eine muslimische Spenderin im Spenderausweis als Bedingung für eine Organspende dem Organempfänger abverlangen sollte, dass er sich nicht einäschern lässt, sondern beerdigt werden müsste, damit eben auch sein Organ beerdigt wird, was der Islam ja letzten Endes verlangt.«

An dieser Stelle muss ich mich fragen, wie viele von den mehr als 700.000 in Österreich lebenden Muslimen tatsächlich wissen, dass sie per Gesetz bereits als potenzielle Organspender gelten, und wie viele von ihnen mit einer Organentnahme bei sich selbst oder bei ihren Verwandten einverstanden wären. Nicht etwa, weil Muslime grundsätzlich gegen Organspende wären.

Besonders sensibel ist für mich die Frage der Organspende bei Kindern. Ich erkundige mich bei dem katholischen Theologen und Mitglied der österreichischen Bioethikkommission: »Wie sehen Sie es, dass in Österreich dank der geltenden »Widerspruchslösung« auch Kindern Organe entnommen werden, ohne dass man sie gefragt hat?

Seine Antwort:

»Bei einer Explantation ist die Freiwilligkeit der Kinder natürlich gleich null. Eltern entscheiden für sie. Eltern können für ihre Kinder Widerspruch einlegen. Also die können sagen: ›Ich möchte nicht, dass mein Kind im Falle eines Hirntodes explantiert wird.‹ Aber das können sie rechtlich nur, solange das Kind lebt. Wenn das Kind schon gestorben ist oder im Zustand des Hirntodes ist, also tot ist, können die Eltern nichts mehr tun. Dann wird vom Gesetz her den Ärzten erlaubt, dieses Kind zu explantieren. Nun wird jeder vernünftige Chirurg, wenn die Eltern in der Nähe sind, die Eltern trotzdem fragen. Jetzt kommen hier Konfliktsituationen, wo es seitens des Gesetzgebers erlaubt ist, ein zehnjähriges Kind zu explantieren. Wenn die Eltern Nein sagen, ›wir wollen das nicht‹, dann könnte der Chirurg dennoch sagen: ›Aber ich mache es, weil es gesetzlich möglich und erlaubt ist.‹ Ich glaube nicht, dass Chirurgen sich hier über den Willen der Eltern hinwegsetzen. Aber ich würde Eltern empfehlen, dass sie sich damit auseinandersetzen, ob sie für ihre Kinder zu deren Lebzeiten Widerspruch einlegen oder nicht. Wenn die Kinder tot sind, geht es nicht mehr.«

In Österreich leben auch viele Buddhisten, die nicht wissen, dass sie, solange sie sich in das zentrale Widerspruchsregister gegen die Organspende nicht eingetragen haben, in Österreich als Organspender gelten.

Ranghöchster Buddhist Österreichs:

»Aus der buddhistischen Perspektive ist die Organspende bei Hirntoten eine sehr ambivalente Geschichte. Da sind zwei wesentliche Punkte zu berücksichtigen. Sowohl das Sterben als auch das Leben ist eine Praxis und D.h., wenn das Sterben in irgendeiner Form gestört wird und durch irgendwelche Eingriffe, sei es jetzt Organtransplantation, nicht ablaufen kann, dann stellt sich die Frage, ob das nicht für den Praktizierenden sehr unangenehm oder auch unheilbar ist. Auf der anderen Seite steht das Mitgefühl, das Mitgefühl für alle fühlenden Wesen und das Geben. D.h., die Organtransplantation, im Falle meines Sterbens, ist auch eine wichtige Handlung des Mitgefühls für andere. Und in diesem

Spannungsfeld, in dieser Bandbreite gilt es dann eigenverantwortlich zu entscheiden, und das ist sicher kein einfacher Prozess und bedarf auch eines eigenen, sehr tiefen Nachsehens. Dabei sind Information und Wissen immer eine Grundvoraussetzung für Entscheidungen.«

In unserer westlichen Welt zählen die Selbstbestimmung sowie die körperliche und geistige Unversehrtheit zu den Grundrechten eines Menschen. Wie sind diese Rechte mit der Organspende zu vereinbaren, wenn der sogenannte Organspender nicht einmal gefragt wird, ob er ein Organspender sein möchte?

»Das ist eine sehr schwierige Frage. Aus der buddhistischen Perspektive ist mit dem Hirntod eines Menschen nicht sein Tod eingetreten und darum kann dieser Mensch noch diese Rechte für sich in Anspruch nehmen. Auf der anderen Seite akzeptiert die westliche Gesetzgebung das Hirntodkriterium und bezeichnet den Hirntoten als tot. Zwar möchte ich das Weltliche nicht unbedingt ablehnen. Buddhistisch-spirituell gesehen würde ich aber einen anderen Blick darauf haben. Hier wäre es sehr wichtig, dass die Menschen über die Organspende gut informiert sind. Wenn ich davon ausgehe, dass vielleicht die breite Masse der Bevölkerung hier weit davon entfernt ist, aufgeklärt zu sein, dann ist es doch ein bisschen überzogen, wenn a priori ein jeder von uns Organspender ist, ohne dass ihm das bewusst ist.«

Der moralische, aber auch der emotionale Druck geht nicht nur den potenziellen Organspender und dessen Angehörige etwas an. Abgesehen von den Organempfängern und ihrer undankbaren Position, ein Spenderorgan als Rettung vor dem eigenem Tod zu betrachten, leiden viele Transplantationsärzte sowie das Hilfs- und Pflegepersonal unter dem emotionalen Druck, dem sie im Umgang mit als hirntot diagnostizierten Patienten ausgesetzt werden. Wie auch immer die Medizin das Hirntodkriterium erklärt und begründet, bleibt hier ein unüberwindbarer Konflikt zwischen der eigenen Wahrnehmung des Hirntoten und dem Wissen über das Aussehen und Anfühlen einer Leiche.

Evangelischer Theologe und Medizinethiker:
»Für viele in unserer Gesellschaft ist der Tod gar nicht mehr sichtbar. Paradoxerweise haben wir auf der einen Seite jeden Abend Tausende Morde im Fernsehen. Auf der anderen Seite ist das reale Sterben weithin aus dem Alltag herausgedrängt, und dann haben wir so bestimmte Berufsgruppen wie Polizisten, Feuerwehrleute, Sanitäter, Pflegekräfte, Ärzte, Bestatter. Die sollen sich ›für uns‹ damit beschäftigen und auseinandersetzen. Was man da zu sehen bekommt? Was man da mit sich ausmachen muss? Das wollen viele gar nicht so genau wissen. Gerade weil mir diese Menschen, die ich aufgelistet habe, vor denen ich eine hohe Achtung habe, am Herzen liegen, finde ich es umso wichtiger, dass wirklich ein allgemeines Bewusstsein geschaffen wird für all das, was mit der Transplantationsmedizin zusammenhängt. Vielleicht weiß man dann auch die Möglichkeit, Organe von Dritten zu bekommen, noch mal ganz anders zu schätzen, weil man nicht nur erkennt, wie kostbar das eigene Leben ist, sondern wie wenig selbstverständlich es ist, dass überhaupt Menschen bereit sind, in diesem Bereich zu arbeiten.«

TOD DEM TOD

Selten wird in unserer gegenwärtigen mitteleuropäischen, vorwiegend christlichen Gesellschaft ein Thema so ignoriert bis völlig verdrängt wie der Tod, sowohl der eigene als auch der der anderen. Schon immer fürchtete sich der Mensch vor seinem Ableben, davor, »für immer zu verschwinden« und in Vergessenheit zu geraten. Doch früher blieb der Mensch bei seinen Toten, was in anderen Kulturen noch immer getan wird. Wenn es bei uns heutzutage so weit ist und wir, wegen einer Krankheit oder dem Alter, Abschied nehmen müssen, werden die meisten von uns von ihren Familienangehörigen ins Spital eingeliefert, wenn wir nicht schon vorher dort oder in einem Altenheim waren. Selbst Sterbende wollen in Krankenhäuser oder in Hospizeinrichtungen sterben gehen, um den Alltagsfrieden der Angehörigen nicht zu sehr zu stören. Kinder und Jugendliche werden von ihren sterbenden Verwandten oft ferngehalten. Man »sieht einander« dann beim Begräbnis. Soll dies das Motto der Nächstenliebe sein?

Eine wahre, ernst gemeinte Sterbebegleitung, in der dem Sterbenden auf Augenhöhe und würdevoll, bis zu seinem letzten Atemzug begegnet wird, ist im mitteleuropäischen Raum nur noch selten gewährleistet. Obwohl wir genau in dieser Phase des Lebens einander viel zu sagen und voneinander zu lernen hätten. Aus meiner langjährigen Praxis als Sterbebegleiter kann ich das nur bestätigen. Muss es wirklich sein, dass ein jeder von uns erst auf dem eigenen Sterbebett erfährt, was im Leben tatsächlich zählt und zählen sollte? Ich glaube nicht. Es würde reichen, wenn wir die Erfahrung und das Wissen unserer sterbenden Angehörigen ernst nehmen und es uns aneignen würden. Doch erst müssen wir ihnen in diesem Zustand begegnen wollen. Ich habe mit Sterbenden zahlreiche Augenblicke voller Freude, gesunder Ironie und Humor, aber auch viele Momente von Wut,

Trauer und seelischem Schmerz erlebt. Alles aber war echt und befruchtend – sowohl für die Sterbenden als auch für mich als deren Begleiter.

Obwohl der plötzliche Tod einen gewaltigen seelischen Schmerz und emotionalen Schock bei Angehörigen auslöst, scheint er uns akzeptabler zu sein als das lange und oftmals qualvolle Sterben bei Krebspatienten, beispielsweise. Einigermaßen kann ich es auch nachvollziehen. Doch was ist mit den Krebskranken, mit den Sterbenden selbst? Fragen wir uns denn, ob auch sie Angst haben und ob sie unsere Unterstützung brauchen? Es gibt Momente, in denen wir unsere christliche Nächstenliebe nicht durch Geld und finanzielle Hilfe ausdrücken können, sondern ausschließlich durch ein einfaches, aber wahres Dasein. In meinen Augen ist das Hilfe zur Selbsthilfe. Ich frage mich, ob es sinnvoll ist, sich die Unsterblichkeit einreden zu lassen.

Als Alexander der Große auf dem Weg von seiner Eroberung Ägyptens zurück nach Mazedonien war, erkannte er, dass seine Erschöpfung ihn allmählich ruinierte und er bald sterben würde. Der größte Herrscher aller Zeiten rief seinen Berater zu sich und sagte ihm, er möge einen Sarg für ihn anfertigen lassen. »Und vergesst mir nicht, zwei große Löcher am Sarg auf Schulterhöhe links und rechts frei zu lassen«, befahl er. Sein Berater fragte ihn verdutzt, wozu er diese beiden Löcher brauche. »Es soll ein jeder sehen, womit der mächtigste und reichste Mensch dieser Welt geht – mit leeren Händen«, habe Alexander der Große ihm geantwortet.

Der Tod ist weder als Feind noch als Freund zu betrachten und zu behandeln. Er ist definitiv ein Teil unseres Lebens, daher sollten wir ihn nicht ignorieren, weil wir damit auch unser Leben ignorieren würden. Wer Angst vor dem Tod hat, hat eher Angst vor dem Leben.

Aus meiner Erfahrung als Sterbebegleiter kann ich sagen, dass wie in jedem anderen Augenblick des Lebens auch in der Zeit der Vorbereitung auf den eigenen Tod nur das zählt, was gerade ist. Sterbende brauchen nicht mehr, aber auch nicht weniger Aufmerksamkeit, Zuneigung und Liebe als Nichtsterbende. Die Möglichkeit, die letzten Tage, aber auch Augenblicke des Lebens eines Menschen miterleben zu dürfen, ist ein besonders wertvolles und großes Geschenk. Die verstorbenen Angehörigen zu sehen und ihnen dabei »Adieu« zu sagen gehört auch zu den wichtigsten Voraussetzungen, ihren Tod akzeptieren zu können, mit der Trauer zu beginnen und von ihnen Abschied nehmen zu dürfen.

Doch die wenigsten von uns setzen sich mit dem Thema Tod bewusst auseinander, was gerade in der Frage der Organspende notwendig wäre.

Leiter der Transplantationsabteilung:
»Ich glaube, das Problem ist, dass die Definition des Todes bei jedem Menschen individuell getroffen wird, wie und was ist der Tod? Gleichzeitig wollen sich die Menschen mit ihrem eigenen Tod oder dem Tod an sich überhaupt nicht auseinandersetzen. Das ist ein Tabuthema. Auch in den Krankenhäusern ist der Tod der Super-GAU. Der Patient darf nicht sterben, aber am Ende, wenn wir uns ehrlich sind, werden wir alle sterben. Das ist ein Teil unseres Lebens, dass wir am Ende sterben werden, und wir müssen uns damit abfinden. Ob das früher oder später passiert, ist schicksalhaft oder auch Eigenverschulden, was auch immer. Aber ich glaube, viele Menschen haben Angst um sich oder um einen geliebten Verwandten, dass die Medizin vielleicht nicht alles tut, um einem Menschen zu helfen, nur damit eine Organtransplantation möglich wäre. Das ist ein vollkommener Blödsinn. Da sind viele durch die Medien und Filme, wo immer wieder das Thema aufgenommen wird, aufgebauschte Geschichten – ist der Organspender jetzt wirklich tot oder nicht? Unsere Neurologen sind sehr genau und sie sagen eher einmal mehr Nein zur Organspende als einmal zu oft Ja. D.h., das funktioniert in Österreich wirklich hervorragend und ich kann mich darauf verlassen, dass das alles mit rechten Dingen zugeht und auch richtig und adäquat durchgeführt wird.«

Die meisten Menschen haben Angst vor dem eigenen Tod, aber noch mehr fürchtet man sich bei der Transplantation, konkret bei der Organentnahme, noch am Leben zu sein und den gesamten chirurgischen Akt noch mitzubekommen. Bekommen Sie in Ihrer Praxis etwas davon mit?

»Es gibt Leute, die sagen: ›Na ja, wenn ich tot bin, ist es eh egal, dann ist es wurscht, was damit geschieht.‹ Aber manche haben ein bisschen Angst, dass dabei vielleicht nicht alles Notwendige getan wird. Vielleicht bin ich ja doch nicht tot. Und das kann man sehen, wenn man zurückdenkt, 17., 18. Jahrhundert, wo gerade in Wien ein großes Angstsyndrom in der gesamten Wiener Gesellschaft herrschte, dass man lebendig begraben würde. In der Zeit gab es alle möglichen Vorsichtsmaßnahmen, inklusive der Glocke. Jeder Sarg hatte ein kleines Loch, durch das ein Band reinkam, und an seinem anderen Ende, oberhalb des Grabes, eine Glocke, die dann, falls der unten doch noch lebte, läuten konnte, dass man ihn rasch wieder ausgräbt. Allerdings, wenn auf dem Friedhof am Abend ein Wind gegangen war, läuteten alle Glocken gleichzeitig. Jetzt wusste man nicht, ob eine von ihnen doch von einem der Frischverstorbenen betätigt wurde, konnte aber nicht die ganzen Leute ausgraben, um sich zu vergewissern. Da ging aber eine Angst um.

Ich glaube, dass diese Angst derjenigen, die Leute heutzutage bei der Organentnahme haben, ähnlich ist. Aber Tatsache ist, dass Intensivmediziner tausendmal mehr für einen Patienten tun, als die Menschen in dem Fall glauben. Nur dann, wenn sie absolut davon überzeugt sind: Hier bringt es nichts mehr, in diesen armen Patienten weiter medizinisch hineinzustecken, weil sie diesen Menschen nicht mehr retten können, geben sie auf. Natürlich ist das für Ärzte frustrierend, aber im Endeffekt können die dann sagen: Okay, wenn der Tod dieses Menschen für irgendetwas gut ist, dann, dass sein Tod vielleicht indirekt anderen Menschen helfen kann.«

Leiterin der Transplantationsabteilung:

»Für die Öffentlichkeit ist es, glaube ich, sehr wichtig, sich Gedanken zum Thema Transplantation zu machen, und zwar nicht im Anlassfall, wenn ich gerade um meinen lieben Angehörigen, der jetzt verstorben ist, trauere, sondern prinzipiell. Das ist eine Erziehungs- und Kulturfrage und die wird in den Schulen jetzt durchaus auch im Unterricht immer wieder angesprochen. Es geht nur darum, dass sich die Leute mit dem Thema auseinandersetzen. Letztlich weiß ja niemand, an welchem Ende man selbst vielleicht einmal steht. Bin ich vielleicht einmal ein potenzieller Organspender oder bin ich vielleicht einmal ein potenzieller Organempfänger, weil ich nierenkrank bin, leberkrank bin und nur mit einer Transplantation weiterleben kann? Ich glaube, über das sollten sich die Menschen Gedanken machen, wie immer die Entscheidung dann fällt, aber dann ist sie wirklich eine subjektive, unbeeinflusste Entscheidung. Leider entspricht es nicht unserer Kultur, zumindest in Österreich, über den Tod nachzudenken und zu reden.«

Ranghöchster Buddhist Österreichs:
»Aus der buddhistischen Perspektive des ständigen Werdens und Vergehens sind Geburt und Tod in Wahrheit gar nicht so unterschiedlich. Sie sind sich sehr ähnlich. Man kann fast sagen, irgendwie sogar gleich. Ich fürchte aber, dass der Tod im Westen ziemlich tabuisiert ist. Mit dem Tod will niemand etwas zu tun haben und darum setzen sich Menschen bei uns auch weniger damit auseinander, was es bedeutet, zu sterben, und auch, was es bedeutet, eine Organtransplantation an sich durchführen zu lassen.«

Katholischer Theologe und Mitglied der österreichischen Bioethikkommission :
»Mich fragen die Menschen: Komme ich jetzt ohne Niere in den Himmel? Wir haben zwei Begriffe im Deutschen – Körper und Leib. Unter dem Aspekt des Christentums würden wir sagen: Wenn der Mensch tot ist, zerfällt sein Körper im Grab, und nicht die unsterbliche Seele aufersteht, sondern wir sprechen von der leiblichen Auferstehung von den Toten. Das hat aber mit dem Körper, der da im Grab liegt, nichts zu tun. Auferstanden ist mein Leib – meine Identität. Es ist schlüssig, wenn die katholische Kirche sagt, man kann das machen, man kann seine Organe spenden, als Akt der Nächstenliebe. Damit kann ein Kranker, der eine Niere braucht, besser leben.«

PSYCHOLOGISCHE ARBEIT

Es verlangt nach viel Arbeit, bevor ein Patient auf die Warteliste für eine Transplantation gesetzt wird. Gemeint ist nicht nur die der Ärzte und der Laboranten, sondern auch der Psychologinnen und Psychologen. Für eine erfolgreiche Transplantation sowie ein langlebiges transplantiertes Organ ist die psychologische Vorbereitung der Patientinnen und Patienten von großer Bedeutung. Organempfänger müssen informiert sein, was auf sie zukommt, welche Risiken es dabei gibt, sie müssen sich mit dem gesamten Organspende-Prozess auseinandersetzen, sich überlegen, woher das Organ stammt, von wem es ist und was da passiert ist. Irgendwann muss ihnen auch die Frage gestellt werden, wie sie sich das Leben mit dem Organ eines verstorbenen, fremden Menschen vorstellen und wie sie damit umgehen würden oder was sie dabei nicht akzeptieren könnten.

Psychologin für Bauchorgantransplantierte:
»Bei der Lebertransplantation ist die Organakzeptanz nicht so ein besonderes Problem, eher die Konfrontation mit dem eigenen Tod. Es geht darum, dass es eine schwere Operation ist, die auch Risiken hat, wo man auch versterben kann. Das zu akzeptieren fällt den Patienten sicher schwer, aber man muss auch kritische Lebensereignisse besprechen: Gab es Traumatisierungen, gab es irgendwelche Altlasten, die noch nicht aufgearbeitet wurden? Psychiatrische Erkrankungen müssen erkannt und dann auch behandelt werden. Alkohol und andere Sucherkrankungen sind immer ein Thema. Und was ganz wichtig ist, und das ist mir auch ein großes Anliegen, dass ein soziales Netz für Patienten, die transplantiert werden, immer notwendig ist und dass das auch aktiviert wird. Mir ist es wichtig, dass auch die Angehörigen zumindest zu einem

Gespräch im Vorfeld zu mir kommen, dass ich sie kennenlerne, dass sie mich kennenlernen, weil auch auf die Angehörigen eine schwierige Zeit zukommt.«

Was meinen Sie genau?
»Wir brauchen die Angehörigen im Team, damit sie die Patienten gut unterstützen, sie zu Hause betreuen, dass sie auch nach der Transplantation die Patienten gut versorgen. Wichtig ist auch, dass Angehörige oft ein Grund sind, warum Organempfänger kämpfen, gerade wenn es nach einer Transplantation schwierig wird. Wenn man Angehörige hat, die zu Hause auf einen warten, ist das ein großes Ziel, dass man sagt: Okay, mir geht's zwar nicht so gut im Moment, ich schaffe es fast nicht aufzustehen, ich habe Schmerzen, aber ich kämpfe für meine Familie, für meine Angehörigen. Gerade bei den Lebertransplantierten, die großenteils doch schon älter sind, sind Enkelkinder etwas ganz Tolles, denn die möchten sie noch aufwachsen sehen, und das ist eine ganz wichtige Ressource.«

Was erzählen Ihnen die Patienten dabei?
»Vor allem, dass sie sich Sorgen um die Angehörigen machen. Manche möchten auch noch gewisse Dinge regeln, wie ihr Testament machen oder Patientenverfügungen ausfüllen. Und manche brauchen noch ein bisschen Zeit, um sich auch geistig, psychisch, emotional auf das, was auf sie zukommt, einzustellen.«

Thematisieren Sie das gespendete Organ als ein Geschenk?
»Natürlich thematisiere ich das immer wieder und die meisten sehen es als Geschenk, haben sich das auch schon überlegt und sind sehr dankbar. Ich habe das Gefühl, dass das gut integriert werden kann, und bis jetzt ist das auch gut gelaufen. Es gibt immer wieder Patienten, die auch wissen möchten, von wem das Organ kommt oder gekommen ist. Was das für ein Mensch war, ob ein Mann, eine Frau. Sie wollen ein bisschen einen Hintergrund wissen. Es gibt auch Patienten, die sich gerne bei den Angehörigen bedanken möchten, was aber aus rechtlichen Gründen in Österreich nicht geht. Aber das ist eher eine Thematik, die nach der Transplantation auftritt.«

Was sagen Sie den Patienten, die unbedingt »mehr« wissen wollen?
»Ich erkläre den Patienten, dass das eben rechtlich nicht möglich ist, was wir im Vorfeld schon besprochen haben. Die Erfahrung hat auch gezeigt, dass es nicht gut ist, wenn Patienten Informationen über den Spender bekommen. Es ist dann oft so, dass Schuldgefühle entstehen können oder viele Gedanken. Z. B. wenn das jetzt eher ein junger Spender war, macht man sich natürlich Sorgen, dass der vielleicht eine Familie hatte. Es können auch Schuldgefühle in der Art entstehen: Der ist wegen mir gestorben, was natürlich nie der Fall ist, aber es sind so irrationale Schuldgefühle, die gerade bei jungen Spendern entstehen können. Bei älteren Spendern ist vielleicht die Angst da, dass das Organ nicht mehr so gut war, wobei es auch ganz klar ist, es werden bei uns nur gute Organe genommen. Deswegen hat die Erfahrung gezeigt, dass es nicht gut ist, überhaupt Informationen herauszugeben. Wichtig ist, dass die Patienten wissen, sie haben ein gutes Organ bekommen.«

Regelmäßig werden auch Kinder transplantiert – welche Erfahrungen haben Sie mit jungen Patienten?
»Ich habe jetzt gerade ein Gespräch mit einem jungen Patienten gehabt, der ist 19. Ich habe eher das Gefühl, die nehmen das noch mit einer anderen Leichtigkeit. Kinder, Jugendliche, glaube ich, verdrängen auch sehr viel und haben oft auch sehr viele Ressourcen. Die haben eine unterstützende Familie, die haben einen Freundeskreis, die haben ein normales Leben, die gehen in die Schule, die beschäftigen sich nicht so viel mit ihrer Erkrankung, und das hilft ihnen auch, da eine positive Einstellung zu haben. Vor allem wenn es ihnen noch gut geht. Wenn jetzt jemand von den jungen Patienten durch seine Erkrankung so geschwächt und stationär ist, ist es natürlich schwierig, aber viele von ihnen sind noch in der Schule und gut integriert in ihr soziales Netz. Das ist dann sehr hilfreich, weil man sich nicht nur krank fühlt, sondern auch viele gesunde Anteile hat, die man ausleben kann.«

Was wünschen sich die meisten Patienten vor der Transplantation?
»Wieder ein normales Leben zu haben. Nicht dauernd ins Krankenhaus zu müssen, nicht immer Angst zu haben, dass ein Organ

nicht rechtzeitig kommt und dass sie vielleicht versterben. Keine körperlichen Beschwerden, wieder wie alle anderen Menschen zu arbeiten oder ihren Hobbys nachzugehen, auf Urlaub zu fahren, Freunde zu treffen, Spaß zu haben. Vielleicht Sport zu machen. Wenn ich Patienten nach ihren Zielen nach der Transplantation frage, ist es ganz oft Urlaub. Aber gesund zu sein, ein normales Leben, sich wieder gesund zu fühlen, das sind ihre Wünsche.«

Sie sind für Patienten zuständig, die die Bauchorgane transplantiert bekommen. Haben Patienten, die auf das gleiche Organ warten, auch gleiche emotionale Schwierigkeiten?

»Ja, das ist bei der Lebertransplantation – dadurch, dass es ein großer, riskanter Eingriff ist – viel angstbesetzter als bei einer Nierentransplantation. Die meisten Patienten vor der Nierentransplantation sind eher euphorisch, dass sie nicht mehr Dialyse machen müssen. Die meisten von ihnen haben keine Angst vor der Transplantation. Bei der Lebertransplantation ist schon viel Angst vor der Operation da, dass sie die nicht überleben, und auch, dass Komplikationen auftreten könnten. Bei der Niere gibt es auch noch den speziellen Teil der Lebendnierenspende, und da ist der emotionale Teil noch mal anders. Man bekommt das Organ von einem nahen Menschen, mit dem eine enge Beziehung da ist. Da machen sich Organempfänger immer wieder Sorgen um den Organspender, dass es dem nach der Operation, nach der Nierenspende gut geht. Das beeinflusst die Nierenspende sehr. Da muss man auch viel Aufklärungsarbeit machen. Wichtig ist, dass die Nierenspender das freiwillig tun und dass sie sich dessen bewusst sind, was auf sie zukommt.«

Es ist oft so, dass der Nierenspender in den ersten Tagen mehr Schmerzen hat als der Transplantierte und das kann starke Schuldgefühle bei Nierenempfängern auslösen. Wie gehen Sie damit um?

»Ich versuche das im Aufklärungsgespräch vor der Transplantation immer genau zu besprechen. Ich versuche den Patienten auch zu sagen, dass eben der Nierenspender oft mehr Schmerzen hat als der Nierenempfänger, weil es einfach ein anderer Eingriff ist, das müssen sie auch wissen. Ich denke, hier ist oft das Gemeinsame –

die Patienten liegen gemeinsam im Zimmer, auch auf eigenen Wunsch –, das gemeinsame Durchleben auch etwas, das zusammenschweißt. Dass der Patient nicht mehr zur Dialyse muss, dass es ihm wieder besser geht, steht mehr im Vordergrund als Schuldgefühle, die manchmal bei Organempfängern auftreten. Aber wenn es den Spendern dann nach ein, zwei Wochen wieder ganz gut geht, dann sind auch die Schuldgefühle wieder im Hintergrund.«

Genauso müssen wahrscheinlich auch die Lebenspartner, Familienangehörige ein ziemlich neues Leben planen und das klingt gar nicht so einfach.

»Auch für Angehörige hat sich vieles geändert und die Planung geht jetzt wieder in die andere Richtung. Es ist etwas anderes, wenn man einen kranken Menschen hat, den man zu Hause pflegt, als einen Menschen, der gesund ist, dem es wieder gut geht, mit dem man jetzt auch wieder gemeinsam etwas planen, auf Urlaub fahren kann oder was auch immer. Trotzdem braucht es wirklich eine Zeit lang, diese Angst, es könnte ja etwas sein, abzulegen. Weil ja auch gerade das erste Jahr nach der Transplantation, jetzt bei der Lebertransplantation, ein kritisches Jahr ist. Da ist immer wieder die Angst: Wird das Organ auch angenommen, wird es hoffentlich nicht abgestoßen? Diese Angst muss man halt ablegen und das Vertrauen aufbauen.«

In einem Interventionsraum der Transplantationsabteilung für Bauchorgane im Wiener AKH treffe ich einen Patienten, dem ich vor zwei Wochen kurz vor Mitternacht hier begegnet bin. Damals war er gerade angekommen und schaute einer Ärztin, die mit ihm das Aufnahmegespräch führte, zu. Es ging ihm nicht gut, er litt an Übelkeit und war nervös. Wir führten ein kurzes Gespräch, ich wünschte ihm alles Gute und sah ihn einige Stunden später im OP-Saal wieder, als ihm die Spenderleber implantiert wurde. Jetzt wirkt er ziemlich fit und ist gut drauf. Die Psychologin für Bauchorgantransplantierte führt mit dem Mann ein erstes längeres Gespräch nach seiner Lebertransplantation:

»Sie sind jetzt noch nicht einmal zwei Wochen transplantiert, Ihnen geht es medizinisch sehr gut. Es ist auch alles gut verlaufen.

Wie geht es Ihnen momentan, gibt es etwas, worüber Sie doch vermehrt nachdenken müssen?«

Lebertransplantierter:
>Momentan bin ich sehr mit meinem Gesundheitszustand be-beschäftigt. Ich mache mir jetzt noch keine Gedanken, wie dann die Zukunft weiterläuft. Ich bin einfach dankbar und überglücklich, dass es mir so gut geht, dass ich das Ganze so überstanden habe. Mein größter Wunsch ist, dass jetzt keine Komplikationen auftre-ten.«

Psychologin für Bauchorgantransplantierte:
»D.h., Sie haben ein bisschen Angst, dass doch noch was passiert? Kann man das so sagen?«

Lebertransplantierter:
»Es ist nicht die Angst, es ist die Ungewissheit, was auf mich zu-kommt. Bleibt das so? Verändert sich irgendetwas? Kommen Be-gleitkrankheiten? Und all diese Dinge.«

Psychologin für Bauchorgantransplantierte:
»Tritt doch noch eine Komplikation auf?«

Lebertransplantierter:
»Genau, so, das sind eher diese Unsicherheiten, die man hat.«

Psychologin für Bauchorgantransplantierte:
»Ja, da muss man oft auch ein Vertrauen kriegen über die Zeit, dass das funktioniert. Gibt es irgendwelche Gedanken, die Sie sich in Bezug auf den Spender machen?«

Lebertransplantierter:
»Ich habe mir schon Gedanken darüber gemacht, bin aber dann zu dem Schluss gekommen, dass ich nicht wissen möchte, wer der Spender ist. Ich glaube, das würde mich zusätzlich belasten.«

Psychologin für Bauchorgantransplantierte:

»Das stimmt. Ich meine, rechtlich darf man es sowieso nicht sagen. Es ist die Situation, dass das anonym ist, aber Sie haben absolut recht, je mehr man von dem Spender weiß, umso mehr Gedanken sind da. Sind trotzdem irgendwelche Überlegungen da, die Sie sich dazu gemacht haben? Sind Sie dankbar?«

Lebertransplantierter:

»Auf alle Fälle bin ich sehr dankbar, ja. Dankbar und glücklich, dass alles so verlaufen ist, ja. Ich bin sehr glücklich, dass ich überleben durfte.«

Psychologin für Bauchorgantransplantierte:

»Wie geht es Ihnen jetzt vom Gefühl her mit der neuen Leber? Wie ist das Gefühl, wenn Sie daran denken? Haben Sie das Organ schon integrieren können?«

Lebertransplantierter:

»Ich glaube, das habe ich noch gar nicht so richtig realisiert in dieser kurzen Zeit.«

Psychologin für Bauchorgantransplantierte:

»Das dauert auch noch ein bisschen, bis die neue Leber wirklich Ihre Leber wird.«

Lebertransplantierter:

»Dass man jetzt in den Körper horcht, ist ganz klar, wie das Organ reagiert, aber nachdem da überhaupt keine negativen Reaktionen sind und ich mich sehr wohlfühle, keine Beschwerden habe, ist man dann schon sehr optimistisch.«

Psychologin für Bauchorgantransplantierte:

»D.h., Sie beginnen die Leber zu integrieren, da ist eine große Akzeptanz auch da, sie anzunehmen.«

Lebertransplantierter:
»Das ist ja etwas, was der Körper tut.«

Psychologin für Bauchorgantransplantierte:
»Am Anfang haben Sie die Zukunft erwähnt. Sind Sie jetzt so am Überlegen, Planen, oder warten Sie jetzt einmal ab, wie es weitergeht? War es auch bei Ihnen so, dass Sie in der letzten Zeit vor allem nur bis zur Transplantation geplant haben?«

Lebertransplantierter:
»Richtig, ja. Genau so ist das.«

Psychologin für Bauchorgantransplantierte:
»Dass man da sagt: ›Geschafft, überlebt?‹«

Lebertransplantierter:
»Man hat darüber hinaus keine Pläne mehr gemacht. Man hat sich dann nur mehr mit der Transplantation beschäftigt und natürlich auch keine weiteren Pläne gehabt. Ich habe wirklich nicht gewusst, wie sich das Ganze ausgehen wird, wie man sich nachher fühlt. Wie der Gesundheitszustand dann ist. Jetzt beginnt man das Ganze neu aufzubauen.«

Psychologin für Bauchorgantransplantierte:
»Ist es auch belastend, wenn es sich nur um das eine dreht? Wo so eine Ungewissheit auch da ist?«

Lebertransplantierter:
»Ich glaube, die Belastung fällt jetzt langsam ab.«

Psychologin für Bauchorgantransplantierte:
»Merken Sie auch von sich, dass Sie jetzt manchmal emotionaler sind, auf Kleinigkeiten emotionaler reagieren?«

Lebertransplantierter:
»Ich würde sagen, schon intensiver. Man horcht mehr auf die Leute, wie sie reagieren, welche Gedanken sie haben, wie der Lebensablauf

ist. Für mich wird sich da sicherlich einiges ändern, weil ich für jeden Tag, den ich erleben darf, jetzt sehr dankbar bin. Hoffentlich noch sehr lange.«

Psychologin für Bauchorgantransplantierte:
»Sie haben vorhin auch schon Ihre Frau erwähnt. Was sagt denn Ihre Frau zu dem Ganzen, wie geht es ihr?«

Lebertransplantierter:
»Also meine Frau hat mich hier wirklich sehr unterstützt, sonst wäre es wahrscheinlich gar nicht so leicht für mich gewesen. Sie war immer für mich da und hat mir auch sehr viele Probleme und Sorgen abgenommen.«

Die psychologische Arbeit im Transplantationswesen ist unter den Psychologen für die Bauchorgane Leber, Niere, Pankreas und Dünndarm sowie jenen für die Brustkorborgane Herz und Lunge aufgeteilt. Auch bei den Psychologinnen für Herz- und Lungentransplantierte ist es neben der Frage, ob die Patienten die Transplantation körperlich schaffen, entscheidend, ob die Organempfänger auch psychisch stabil genug sind für eine Herz- oder Lungentransplantation. Hin und wieder leiden Herzpatienten an Depressionen, die gemeinsam mit den Patienten vorab noch bearbeitet und geklärt werden müssen. Es gibt aber auch Aspekte wie Suchtverhalten, Alkoholmissbrauchsschäden und Rauchen. In solchen Fällen werden Patienten an verschiedene Institute außerhalb der Transplantationszentren verwiesen, bis sie ihre Sucht oder ein anderes seelisches Problem losgeworden sind. Auch hier muss das soziale Umfeld gecheckt und vorbereitet werden. Nach der Transplantation werden Organempfänger von Psychologinnen im Krankenhaus auf der Intensiv-, aber auch auf der normalen Station regelmäßig besucht und betreut. Albträume, emotionale Tiefs und Depressionen sind dort häufig das Thema. Dann, wenn alles gut gelaufen ist, können Transplantierte ihr Leben lang die psychologische Unterstützung der Transplantationspsychologinnen in Anspruch nehmen.

Psychologin für Herz- und Lungentransplantierte:

»Es ist immer unklar, wie lange es dauert, bis ein Organ kommt, bis das perfekte Organ für einen Menschen kommt und zur Verfügung steht. Diese Angst, dieses Entgegenzittern, der körperliche Zustand, der schlechter wird, die Luft, die weniger werden kann, die Kraft, die weniger wird, die Familie im Hintergrund, die mitzittert, die mitleidet – sehr viel Angst und Unsicherheit stehen hier im Raum. Dann der Anruf: ›Das Herz ist da‹, oft eine Euphorie nach der Operation, die Freude, das Gefühl, einen großen Berg überwunden zu haben: ›Ich habe es geschafft.‹ Viele Patienten bekommen nach der Transplantation wieder sehr schnell Luft, was pure Euphorie auslöst, auch ein Kraftzuwachs passiert schnell, eine Freude, dass man sich wieder bewegen kann, dass alles hinter einem liegt, und dann in den Alltag zurückkehren, der eher ein bisschen mit Unsicherheit verbunden ist, Unklarheit: Was kommt auf mich zu, was kann ich machen, was darf ich machen? Hier ist es ganz wichtig, dem Patienten klarzumachen, dass wir an seiner Seite stehen, jeder von uns, jeder von unserem Team.«

Das Gefühl, ein fremdes Organ, insbesondere ein fremdes Herz in sich zu tragen, muss etwas ganz Fragiles sein. Wie gehen die transplantierten Patienten damit um?

»Was häufig kommt, gerade bei der Herztransplantation, ist die Frage, wie sehr man sich verändert danach, das ist die eine Seite: Verändert man sich, wird man, wie der Spender vielleicht war, nimmt man seine Eigenschaften an? Geht etwas von mir verloren? Und der andere Aspekt ist natürlich: Kann da was kaputtgehen, im übertragenen Sinne, aber auch im wahrsten Sinne: Kann ich da was zerstören?«

Steckt wirklich etwas hinter der Meinung, das Herz sei ein beseeltes Organ?

»Das sind auch Fragen, die vor und nach der Herztransplantation ganz oft gestellt werden. ›Ich habe wahrgenommen, dass sich an mir etwas verändert hat. Ich bin emotionaler.‹ Viele werden in den Anfangsphasen nach der Herztransplantation schneller nervös, emotionaler, auch traurig, aber auch schneller fröhlich. Und da ist es auch wichtig zu erklären, dass man sich ändert – ja, das denke ich schon. Das ist meine ganz persönliche Meinung und auch meine persönliche Wahrnehmung, aber man ändert sich ob der Situation, die man erlebt hat, ob der Situation, die man durchstehen musste, ob der Situation mit der Familie, des Kampfes, den man auch gekämpft hat. Das verändert einen, denke ich. Das verändert Prioritäten und das verändert Sichtweisen.«

Womit haben Patienten nach der Herztransplantation emotional zu kämpfen?

»Es ist natürlich die Frage: Wer war der Spender? War er jung, war er alt? Was übernehme ich von dem? Da versuchen wir dem Patienten zu erklären, warum wir, abgesehen von datenschutzrechtlichen Aspekten, nicht sagen, wer der Organspender ist. Das Organ gehört jetzt dem Patienten selbst. Es schlägt für einen, und das in der eigenen Brust. Dann kommt die Frage: Werde ich mich verändern, bleibe ich derselbe, wie wird es in meiner Familie sein, wie werden die Familienmitglieder damit emotional umgehen?«

Was passiert mit den Lebenspartnern?

»In die Normalität finden bedeutet auch, immer ein Stück weit loszulassen. Auch dass der Partner wieder mehr zum Partner wird und weniger die Krankenschwester ist, beispielsweise. Ein emotionales Loslassen von einer Krankenrolle auch.«

Was erzählen Ihnen die Patienten über ihre emotionalen und körperlichen Veränderungen nach der Transplantation?

»Letztens hat eine Patientin ganz konkret gesagt: Ich bin genau dieselbe wie vorher. Noch genauso faul. Oder ich bin noch genau derselbe, ich habe noch immer so viel Freude am Motorradfahren. Also die meisten sagen danach, ich schaue mehr auf mich, ich achte mehr auf mich, auch was Ernährung, was Bewegung anbelangt. Eine Frage taucht aber bei den Transplantierten regelmäßig auf – bei Männern z. B.: Was ist, wenn das ein Frauenherz ist, was passiert dann mit mir? Bei Frauen: Was ist, wenn das ein Männerherz war, was passiert dann mit mir? Egal, ob es männlich oder weiblich war, man bleibt der Mensch, der man vorher war, und das

Herz ist jetzt mein Herz. Diese Denkweise sollte sich der Transplant-Patient aneignen.«

Wann in etwa, nach der Transplantation, kann ein
Herztransplantierter sein Berufsleben wieder fortsetzen?
»Grundsätzlich sage ich den Patienten immer, ich würde mit der Arbeit etwa sechs Monate abwarten. Viele junge Patienten, die vier Monate nach der Transplantation wieder arbeiten gegangen sind, haben selbst behauptet, dass es vielleicht ›ein bisschen‹ zu schnell war, dass sie noch mehr Zeit gebraucht hätten, Gedanken zu sortieren, sich in den Alltag zurückzufinden und zurückzukehren.«

DANKBARKEIT DER EMPFÄNGER

Sowohl in Deutschland als auch in Österreich muss die Identität des Organspenders anonym bleiben. Ein transplantierter Patient darf unter keinen Umständen erfahren, wessen Organ oder gar Organe er in sich trägt. Genauso dürfen Angehörige der Organspender nicht erfahren, wem die Organe implantiert wurden. Diese Regelung soll v. a. dem Organempfänger die Integration des fremden Organs erleichtern. Trotz der psychologischen Vorbereitung auf das Leben mit einem Organ, das bis gestern noch im Körper eines anderen Menschen funktioniert hatte und ein Teil von ihm war, haben die meisten Organempfänger mit einer großen Portion emotionalen Drucks zu tun, egal ob es sich um Herz, Leber, Lunge oder Niere handelt. Das Organ als das eigene zu betrachten und vollständig zu integrieren ist alles andere als eine leichte Aufgabe. Das Gefühl zu haben: Das ist mein Organ, es schlägt für mich, ist bestimmt ein langer Weg. Ich war aber nicht einmal überrascht, als mir alle Patienten, die ich dazu befragte, genau das Gegenteil sagten. Sie würden gar nicht an den verstorbenen Organspender denken, ließen sie mich wissen.

Ich sah bei den frisch Transplantierten eher die Anstrengung, den Organspender, der pausenlos im Kopf anwesend war, zu ignorieren und ihn, so wie von den Psychologinnen angeraten, zu »vergessen«. Bei denen, die das Organ schon länger als zwei, drei Jahre trugen, war, meiner Wahrnehmung nach, die Präsenz des Organspenders eher schwächer, aber immer noch da. Es ist auch verständlich, ein transplantierter Patient muss jeden Tag Medikamente nehmen, die das Abstoßen des nicht eigenen Organs verhindern, sonst muss der Organempfänger im schlimmsten Fall mit dem Tod rechnen. Dadurch wird er jeden Tag daran erinnert, ein fremdes Organ im eigenen Körper zu haben. Besonders oft fragen sich transplantierte Patienten, welches Geschlecht der Organspender hatte oder ob es gar ein Kind gewesen ist. Oft taucht auch die Frage auf, was er/sie für ein Mensch war und unter welchen Umständen er/sie ums Leben gekommen ist. Alles Fragen, die nie beantwortet werden. Damit muss der Patient sich abfinden.

Was ist für die Organempfänger weniger belastend: ein Gesicht vor sich zu haben, das einem konkreten Menschen gehört, der eine persönliche Lebensgeschichte hatte, oder einfach nichts darüber zu wissen, mit der Klarheit, es nie erfahren zu können? Die Ärzte und Psychologen haben sich für das »Nichts wissen«, für die absolute Anonymität des Organspenders entschieden. Ich glaube nicht, dass es für einen Transplantierten leichter wäre, Frieden zu schließen, wenn ihm die Identität des Organspenders bekannt wäre. Ich meine, ein so klares Gesicht vor sich zu sehen, einen so konkreten Menschen, der gestorben und irgendwie ein Teil von ihm geworden ist, vor Augen zu haben, würde so manchen ordentlich belasten. Der Organempfänger ist durch seine schwere Erkrankung ohnehin schon lange genug mit dem eigenen nahen Tod beschäftigt, sodass ihm der Tod eines weiteren Menschen, der auf eine besondere Art und Weise mit ihm so fest verbunden ist, zu viel wäre. Hier geht es aber auch um den Schutz von Spenderfamilien, die in Ruhe trauern möchten, die sich von ihrem Verstorbenen und seinem Schicksal verabschieden wollen.

Dem Kärntner Ulf Scheriau wurde vor vier Wochen ein Spenderherz implantiert. Es geht ihm gut und er erfreut sich an diesem neuen Leben:

> »Ich habe mir bis jetzt keine Gedanken über den Organspender, dessen Herz ich in mir trage, gemacht. Ich habe lange durch mein kaputtes Herz gelitten. Das ist jetzt keine Undankbarkeit. Was ich gerne sagen will: Ich bin eigentlich zutiefst dankbar für den Lebensweg, für das Schicksal, das mir eben diese Möglichkeiten noch bietet. An die 6.000 Menschen erreichen nach einem massiven Herzinfarkt das Krankenhaus nicht lebend. Ich hatte das Glück. Ich habe in dieser Situation der massiven gesundheitlichen Beeinträchtigung viele Glücksmomente erlebt, und wenn man Tiefes erlebt, kann man seine Willensstärke und Motivationskraft richtig ausspielen. Ich bin wahnsinnig dankbar, welche Unterstützung ich auf diesem Weg von meiner Familie, vom Freundeskreis, vom Ärzteteam und vom engagierten Pflegepersonal erhalten habe.«

Renate Scheriau, Ehefrau:

»Auch für mich ist das kein Thema. Ich setze mich mit der Herkunft des Spenderherzens und des Organspenders nicht auseinander. Für mich ist wichtig, dass es meinem Mann jetzt gut geht und dass das in Zukunft so bleibt. Ich hoffe, er wird wieder so, wie er vor seinem Herzinfarkt war. Das ist für mich sehr wichtig.«

Dem Niederösterreicher Martin Rapp wurde vor knapp einem Jahr eine Spenderleber implantiert. Von Tag zu Tag fühlt er sich wohler und in seinem neuen Alltag gefestigter:

»Ich habe mir bis jetzt keine Gedanken gemacht, wo meine Leber herkommt. Das ist für mich eine Selbstverständlichkeit, einem Mitmenschen zu helfen. Der hat es sich wahrscheinlich auch nicht ausgesucht, dass er die Leber hergegeben hat und dass er sterben musste. Ich würde es aber genauso machen. Ich habe auch unterschrieben, meine Organe können sie alle nehmen, wenn mit mir irgendwas ist, und habe kein Problem damit. Ich bin lange bei der Feuerwehr gewesen, ich habe vieles gesehen, vieles miterlebt. Ich bin der Letzte, der etwas nicht hergibt. Ich gebe Ihnen meinen Rock, auch wenn ich dann selbst frieren muss. So bin ich.«

Wie werden Sie damit fertig, dass Sie durch das Sterben eines fremden Menschen eine Leber und damit ein neues Leben bekommen haben?

»Ich bin sehr dankbar, dass es solche Sachen überhaupt gibt, und unbekannterweise möchte ich meinem Spender meinen Dank aussprechen. Auch wenn er es nicht mehr mitkriegt.«

Herta Schlesinger, Lebensgefährtin:

»Die gespendete Leber hat ihm sehr viel gebracht, ihn aber auch verändert. Heute denkt er heute anders oder wir alle denken heute anders. Wir gehen sorgsamer mit unserem Leben oder unserem Dasein um und wir genießen das. Wir machen heute Kurzurlaube, wir fahren jetzt wieder gemeinsam, wir fliegen jetzt wieder zu meiner Schwester nach Deutschland, wir machen hin und wieder eine Radtour oder etwas in unserem Garten. Wir laden wieder Gäste ein zum Grillen und zum Essen und haben es immer lustig und gemütlich. Wir haben nette Nachbarn, eine nette Familie, nette Freunde. Es ist alles wieder schön und wir genießen es.«

Denken Sie manchmal an den Organspender oder
die Organspenderin?

»Eigentlich sehr oft und ich bete auch manches Mal, wenn ich daran denke. Dieser Mensch hat sein Leben gegeben und hat ein neues geschenkt. Ich möchte mich bei allen, die in irgendeiner Weise an der Genesung meines Lebenspartners beteiligt sind oder beteiligt waren, herzlichst bedanken und wünsche allen, allen alles Gute. Danke.«

RESÜMEE

15 Monate lang bewegte ich mich mit dem Thema Organtransplantation im Spannungsfeld zwischen Ethik, Recht und Medizin. Viele Mediziner, Ethiker und Theologen, betroffene Menschen und ihre Schicksale, unzählige faszinierende, aber auch bewegende und herausfordernde Bilder, Trauer und Freude waren meine guten und wertvollen Begleiter. Ich bin froh, dass ich mich entschlossen hatte, dieses Buch zu schreiben. Einerseits, weil ich dadurch das Gefühl gelangt habe, dass meine Auseinandersetzung mit dem Thema Organtransplantation sinnvoll war, weil ich mein Wissen zu diesem Thema enorm bereichert habe und zu vielen wertvollen Erkenntnissen gelangt bin, die, hoffe ich, nicht nur mir zugutegekommen sind. Andererseits geht es mir emotional wesentlich besser, weil ich ein Versprechen eingelöst habe – mein Versprechen dem als hirntot diagnostizierten Patienten gegenüber, den ich sein letztes Stück Leben begleiten durfte.

»Am Ende sterben wir alle an einem Hirntod«, meint ein Herzchirurg in einem meiner Interviews. Ja, das stimmt. Allerdings werden den meisten von uns, nach dem Hirntod, keine Organe entnommen, weil wir dem eigenen Sterbeprozess überlassen werden, ohne dass Chirurgen dabei unseren »Körper lebendig erhalten, um an qualitätsvolle Organe heranzukommen«, wie sie selbst sagen.

Ich bin für die Organspende, sowohl für die Lebend- als auch für die Totenspende nach dem Hirntod. Das erwarten unsere Mitmenschen und Angehörigen, die durch eine Erkrankung, dringend oder weniger dringend, ein fremdes Organ benötigen, und wir sollten sie nicht im Stich lassen. Allerdings sollten wir uns gut überlegen und vor allem darüber reden, ob die aktuelle Transplantationsregelung in Österreich das ist, was auch im Sinne einer modernen, demokratischen Gesellschaft ist. Ob hier die Freiwilligkeit, die von einer Spende vorausgesetzt wird, auch tatsächlich gegeben ist. Erst wenn ich meinen Apfel, der auf meiner Hand liegt, Ihnen schenke, dürfen Sie ihn nehmen und von einem Geschenk sprechen. Dies dürfen Sie keinesfalls, wenn Sie ihn davor selber nehmen, auch wenn er bereits Ihnen gewidmet wurde. Ich glaube, dass eine offene und ehrlich gemeinte Diskussion über das österreichische Transplantationsgesetz uns viel mehr bringen als nehmen würde. Unabhängig davon leben wir in einem demokratischen Staat und haben das Recht auf unseren Körper, unseren Geist, unsere Integrität. Wer auch immer und mit welchen Erklärungen auch immer diese Fakten zu umgehen sucht, setzt einen tiefen Schnitt ins Herz einer Demokratie.

Der Informationsgrad im österreichischen Transplantationswesen befindet sich, meiner Recherche nach, unter dem notwendigen Niveau. Insbesondere, wenn wir an das Selbstbestimmungsrecht denken. Das kann sich das Transplantationswesen in Österreich nur deshalb leisten, weil es sich per Gesetz und durch die mehr als diskutable »Widerspruchslösung« die Organspender gesichert hat. Österreich muss nicht, wie in Deutschland, um jeden Organspender über Medienkampagnen, Infoblätter, persönliche Gespräche und regelmäßiges persönliches Anschreiben kämpfen.

Während meiner Recherche- und Dreharbeiten habe ich einige Österreicher, auch meine Kollegen, immer wieder zu essenziellen rechtlichen, aber auch medizinischen Belangen im Bereich der Organspende befragt – die meisten von ihnen wussten, dass wir alle »potenzielle Organspender sind«, ein als hirntot Diagnostizierter »nicht weiter künstlich beatmet wird« und erst dann in einen OP-Saal zu einer Organentnahme gebracht wird, »wenn sein Herz nicht mehr schlägt«. Ich gehe davon aus, dass der Gesetzgeber Bescheid weiß, wie viele Staatsbürger nicht sinnerfassend lesen können, wie viele Mitbürger der deutschen Sprache nicht mächtig sind, wie schwierig es für Migrantinnen und Migranten ist, in einer neuen Umgebung Fuß zu fassen und sich durch die österreichischen Gesetze zu kämpfen.

Es ist auch bekannt, wie wenig wir uns mit dem Thema Tod auseinandersetzen. Die meisten von uns schieben das Thema von sich weg und denken über den eigenen Tod erst nach, wenn er an die Tür klopft. Aber auch das ist ein Thema, das wesentlich umfangreichere Aufklärung und Information benötigt, als es derzeit der Fall ist. Erst wenn jeder von uns genau weiß, was der Hirntod ist, wie die Hirntod-diagnostik, die Organentnahme und die Organimplantation ablaufen, dürfen wir uns die Widerspruchsregelung erlauben. Davon sind wir aktuell weit entfernt.

Trotz oder dank vieler meiner unmittelbaren Einsichten und Er-kenntnisse in den Alltag des Transplantationswesens befinde ich mich in einem persönlichen Konflikt: Glauben wir an ein Leben nach dem Tod, in welcher Form auch immer, dann ist die Organentnahme bei einem als hirntot diagnostizierten Patienten eine absolute Stö-rung jener Trennung des Geistes, des Leibes oder der Seele, wie auch immer das Integrative, Nichtkörperliche eines Menschen genannt wird, von seinem Körper, die während des Sterbeprozesses stattfindet.

Glauben wir nicht an ein Leben nach dem Tod, sollte uns klar sein, dass der als hirntot diagnostizierte Patient kein Toter, sondern ein Sterbender ist, dessen Tod durch die künstliche Beatmung und Kreis-lauferhaltung zugunsten einer sinnvollen Organentnahme hinausge-zögert werden kann. Es stimmt: Nichts könnte ihn wiedererwecken oder sprechen, sehen, hören und fühlen lassen – das ist unbestritten. Dennoch ist der Hirntote, der künstlich beatmet und dessen Kreislauf erhalten wird, noch nicht gestorben. Erst wenn die Beatmung voll-ständig und für längere Zeit bei ihm ausgesetzt wird, stirbt er.

Eine weitere Frage für mich ist, wann der Hirntod tatsächlich stattfindet. Zumindest in dem Fall, als ich eine mehrstündige Hirn-toddiagnoseerstellung filmte, kann ich nicht von einem toten Gehirn sprechen, weil die Linie des Elektroenzephalogramms (EEG) keine Nulllinie hatte, sondern jede der 20 an Kopf und Nacken des Patien-ten angesteckten Elektroden Aktivitäten aufzeigte.

Der Begriff »Hirntod« ist, meiner Meinung nach, international nicht einheitlich zu verwenden, weil er nicht nach einheitlichen Hirn-todkriterien diagnostiziert wird. In manchen Ländern reicht es, wenn nur der Hirnstamm unwiderruflich ausgefallen ist, in anderen, wie in Österreich und Deutschland, müssen sämtliche Hirnfunktionen irre-versibel ausgefallen sein, also Groß- und Kleinhirn sowie Hirnstamm.

Der Begriff »Organspende« kommt vom englischen *organ donation*, wo er auch berechtigterweise verwendet wird. Sowohl in den USA als auch in Großbritannien ist die Organspende erst nach der persönli-chen Zustimmung zu einer Organspende während der Lebenszeit eines Organspenders möglich. Ähnlich ist es auch in Deutschland, aber keinesfalls hierzulande, wo ein jeder von uns per Gesetz zum »Organspender« erklärt wird, ohne gefragt worden zu sein. Wenn eine »Spende« nicht bewusst und freiwillig ist, dann ist die Verwendung dieses Begriffes pure Ironie.

Ich bin davon überzeugt – und meine Recherche hat auch nichts Gegenteiliges erbracht –, dass in Österreich niemand von der oder durch die Organspende persönlich profitiert, bis auf die betroffenen Organempfänger, die das Organ auch brauchen. Dennoch können wir hier nicht von einem »unmotivierten« Transplantationswesen sprechen. Krankenhäuser bekommen eine gesonderte Abgeltung für die Betreuung von Hirntoten, Transplantationsreferenten suchen vor Ort (auf Intensiv- und Unfallstationen) nach Hirntodkandidaten und werden dafür entlohnt, Hirntoddiagnostiker erhalten für die Diagnoseerstellung eine »Extrabezahlung«, der Organ- und Chirurgentransport, insbesondere im Luftverkehr, setzt eine Menge Geld um, ein Riesenaufwand mit mindestens zwei OP-Teams von insgesamt 25 bis 30 Personalkräften wird in Transplantationszentren betrieben, wenn nur ein Organ pro Organspender entnommen und weiterimplantiert wird, wenn beide Eingriffe im gleichen Krankenhaus stattfinden. Normalerweise werden bei einer Organentnahme mehrere Organe gewonnen und in weiterer Folge auch implantiert. Jährlich werden in Österreich mehr als 700 Organe von hirntoten Patienten an Organempfänger transplantiert.

Es gibt also viele Stationen im Transplantationswesen, wo alle Beteiligten tolle Arbeit leisten, aber auch gut dabei verdienen.

DANKSAGUNG

Ich möchte mich vor v. a. ganz herzlich bei den Leiterinnen und Leitern der Abdomen- und der Thoraxtransplantationsabteilung im AKH Wien bedanken, die mir Einblicke in ihre Arbeit aus nächster Nähe ermöglicht haben.

Die Pressestelle des AKH Wien hat mich sehr angenehm betreut und bei der Arbeit unterstützt.

Ich bin von der Professionalität und Hingabe aller Ärztinnen, Ärzte und Psychologinnen, die mir während meiner Arbeit im Wiener AKH begegnet sind, begeistert und dankbar für ihr Verständnis und ihre Unterstützung.

Vielen Dank an Ulf und Renate Scheriau, Martin Rapp und Herta Schlesinger, Alexandra und ihren Onkel sowie alle meine Gesprächspartner – sie haben mir ihr Vertrauen und ihre Zeit geschenkt und mir Erkenntnisse ermöglicht, ohne die dieses Buch nicht möglich gewesen wäre.

Ein Dankeschön an alle Theologen für ihre Geduld mit mir und für ihre ehrliche, schonungslose Auseinandersetzung mit dem Thema Organspende.

Mein besonderer Dank gilt meiner Lebensgefährtin Čedomira, die mich von Beginn an unterstützt und motiviert hat, dieses Buch zu schreiben.

ANMERKUNGEN

1   https://www.sueddeutsche.de/gesundheit/bremerhaven-erklaerungsnoete-nach-panne-bei-organspende-1.2301056

2   https://www.fr.de/wissen/student-juengst-noch-hirntot-11358220.html

3   https://www.derstandard.at/story/2000108177602/aerzte-hielten-hirntote-schwangere-117-tage-lang-am-leben

4   Der Hirntod – Ein »zweites Fenster« auf den Tod des Menschen? Zum Neuansatz in der Debatte um das neurologische Kriterium durch den US-Bioethikrat; Norbert Feinendegen/Gerhard Höver, S. 34

5   Ebd., S. 37

6   Ebd., S. 38

7   Hirntod und Entscheidung zur Organspende, Deutscher Ethikrat, S. 115

8   https://www.ris.bka.gv.at/GeltendeFassung.wxe?Abfrage=Bundesnormen&Gesetzesnummer=20008119

9   Ebd.

10 https://www.oesterreich.gv.at/themen/gesundheit_und_notfaelle/organtransplantation/2/Seite.2510012.html

11 https://de.wikipedia.org/wiki/Grundrechte_(%C3%96sterreich)

12 https://fra.europa.eu/de/eu-charter/article/3-recht-auf-unversehrtheit

13 https://www.gesundheit.gv.at/gesundheitsleistungen/patientenrechte/patientencharta

14 https://www.jusline.at/gesetz/stgb/paragraf/190

15 https://jasmin.goeg.at/1011/1/Transplant-Jahresbericht%202018.pdf

16 Gesamte Rechtsvorschrift für Organtransplantationsgesetz, Fassung vom 18.02.2020

17 https://transplant.goeg.at/widerspruchsregister

18 http://www.transplant-observatory.org/

19 https://kurier.at/chronik/oesterreich/angeblicher-akh-organskandal-chefchirurg-spricht-von-intrige/400651463

LITERATURVERZEICHNIS

Al-Buḫārī: Die Sammlung der Hadithe, hg. v. Dieter Ferchl, Ditzingen 2010

Bähr, Mathias/Frotscher, Michael: Neurologisch-topische Diagnostik, Anatomie – Funktion – Klinik, Stuttgart 2009

Blakeslee, Thomas R.: Das rechte Gehirn, Braunschweig 1992

Bleuel, Nataly/Esser, Christian/Schröder, Alena: Herzenssache Organspende: Wenn der Tod Leben rettet, München 2017

Breul, Regina/Waldstein, Wolfgang: Hirntod – Organspende, und die Kirche schweigt dazu, Illertissen 2013

Bundesgesetz über die Gesundheit Österreich GmbH (GÖGG)

Burrack, Heiko: Leben hoch zwei, Fragen und Antworten zu Organspende und Transplantation, Heidelberg 2019

Conrad, Joachim/Feuerhack, Maria: Hirntod, Organtransplantation und Pflege, Frankfurt am Main 2002

Controversies in the Determination of Death, A White Paper by the President's Council on Bioethics, Washington, D.C., 2008

Deutsches Ärzteblatt, Bundesärztekammer; Richtlinie gemäß § 16 Abs. 1 S. 1 Nr. 1 TPG für die Regeln zur Feststellung des Todes nach § 3 Abs. 1 S. 1 Nr. 2 TPG und die Verfahrensregeln zur Feststellung des endgültigen, nicht behebbaren Ausfalls der Gesamtfunktion des Großhirns, des Kleinhirns und des Hirnstamms nach § 3 Abs. 2 Nr. 2 TPG, Vierte Fortschreibung, Berlin 2015

Deutsches Ärzteblatt, Bundesärztekammer; Richtlinien zur Organtransplantation gem. § 16 TPG Richtlinie gemäß § 16 Abs. 1 S. 1 Nr. 4 a) und b) TPG zur medizinischen Beurteilung von Organspendern und zur Konservierung von Spenderorganen, Berlin 2015

Deutscher Ethikrat: Hirntod und Entscheidung zur Organspende, Berlin 2015

Eagleman, David: Inkognito, die geheimen Eigenleben unseres Gehirns, Frankfurt am Main 2012

Feinendegen, Norbert/Höver, Gerhard: Der Hirntod – Ein »zweites Fenster« auf den Tod des Menschen? Zum Neuansatz in der Debatte um das neurologische Kriterium durch den US-Bioethikrat, Würzburg 2013

Gutmann, Thomas: Donation after Circulatory Determination of Death: Regelungsoptionen, Münster 2015

Koch, Christof: Bewusstsein, Bekenntnisse eines Hirnforschers; Berlin/Heidelberg 2013

Lama Kazi Dawa-Samdup: Das Tibetanische Totenbuch oder die Nachtod-Erfahrungen auf der Bardo-Stufe. Ein Weisheitsbuch der Menschheit, Düsseldorf/Zürich 2000

Lermann, Gisela (HG.): Ungeteilt sterben. Kritische Stimmen zur Transplantationsmedizin, Mainz 1996

Moskopp, Dag: Hirntod: Konzept – Kommunikation – Verantwortung, Stuttgart 2015

ÖBIG-Transplant (2019): Transplant-Jahresbericht 2018. Gesundheit Österreich GmbH, Wien

Raedel, Christoph: Organspende? Christlich-ethische Entscheidungshilfen, Gießen 2019

Regierungsvorlagen der Beilagen zu den Stenographischen Protokollen des Nationalrates XXIV. GP, Wien 2012

Rinpoche, Sogyal: Das tibetische Buch vom Leben und vom Sterben, München 2013

Schäfer, Klaus: Hirntod: Medizinische Fakten – diffuse Ängste – Hilfen für Angehörige; Regensburg 2014

Tretter, Hannes: Grundrecht in Österreich. Eine Einführung, Wien 2007

Vorblatt der Beilagen XXIV. GP – Regierungsvorlage – Vorblatt und Erläuterungen, Wien 2012

Weil, Alfred: Wege zur Unsterblichkeit: Tod und Transzendenz in der Lehre des Buddha, Konstanz 1993

Yearly Statistics Overview Eurotransplant, 2018–2020

Christian Maté

MEDIZIN OHNE ÄRZTE

Ersetzt künstliche Intelligenz die menschliche Heilkunst?

Bessere Diagnosen und effizientere Therapien durch künstliche Intelligenz?

Das große Thema: Wie sieht die Zukunft der Medizin aus und was bedeutet sie für die Patienten? Der Einsatz von Artificial Intelligence und Big Data in Diagnostik und Therapie hat das Potenzial, das Selbstverständnis der Mediziner in seinen Grundfesten zu erschüttern. Was über Jahrhunderte als ärztliche Kunst bezeichnet wurde,

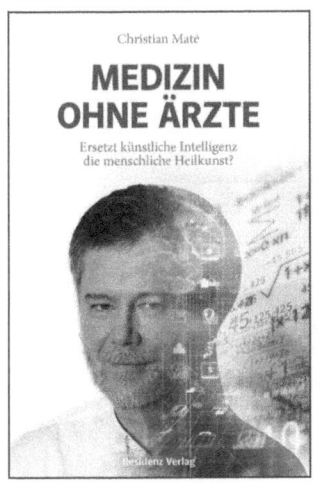

können Maschinen zum Teil schon jetzt besser: Krankheiten diagnostizieren, individuelle Behandlungen auswählen oder operative Eingriffe durchführen. Sind Ärzte aus Fleisch und Blut schon bald überflüssig? Was hat der Patient der Zukunft zu erwarten? Christian Maté, selbst Mediziner, geht dieser Frage auf den Grund und entwickelt spannende Thesen für die digitale Zukunft.

ISBN: 9 783 7017 3502 0

www.residenzverlag.com

Elisabeth Beck-Gernsheim

DIE REPRODUKTIONSMEDIZIN UND IHRE KINDER
Erfolge – Risiken – Nebenwirkungen

Wunschkinder und Designbabys – doch wo sind die ethischen Grenzen des technisch Machbaren?

Die technisierte Fortpflanzungsmedizin ist weltweit zur Wegbereiterin für ganz neue Formen des Eingriffs in das menschliche Leben geworden. Im Wechselspiel von Angebot und Nachfrage etabliert sich ein globaler Markt der Kinderwunsch- Medizin, dessen Angebote von In-vitro-Fertilisation bis zur Geschlechtswahl, von Bildkatalogen der Samenspender und Eizellenspenderinnen bis hin zur Vermittlung von Leihmüttern reichen. Angesichts dieser Vielfalt stellt Beck-Gernsheim die notwendigen kritischen Fragen: Dient das, was dem Kinderwunsch dient, auch immer dem Kindeswohl? Soll alles, was technisch möglich ist, auch gemacht werden? Und wenn nicht – wo sind die Grenzen und wer soll sie ziehen?

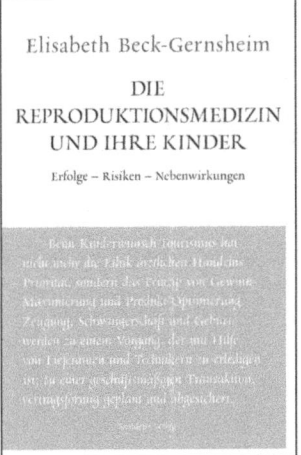

ISBN: 9 783 7017 1655 5

www.residenzverlag.com